守护花开

——孕妈专属300问

主编 ⊙ 石理红　周昔红　刘瑾钰

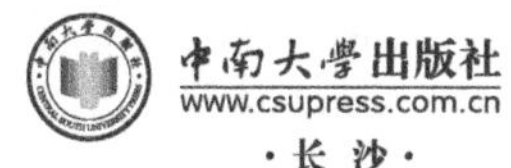
中南大學出版社
www.csupress.com.cn
·长沙·

图书在版编目(CIP)数据

守护花开：孕妈专属300问/石理红，周昔红，刘瑾钰主编．—长沙：中南大学出版社，2023.9

ISBN 978-7-5487-5493-0

Ⅰ．①守… Ⅱ．①石… ②周… ③刘… Ⅲ．①孕妇—妇幼保健—问题解答②产妇—妇幼保健—问题解答 Ⅳ．①R715.3-44

中国国家版本馆CIP数据核字(2023)第145670号

守护花开——孕妈专属300问

SHOUHU HUAKAI——YUNMA ZHUANSHU 300 WEN

石理红　周昔红　刘瑾钰　主编

□责任编辑　孙娟娟
□封面设计　李芳丽
□责任印制　唐　曦
□出版发行　中南大学出版社
　　社址：长沙市麓山南路　　邮编：410083
　　发行科电话：0731-88876770　　传真：0731-88710482
□印　　装　广东虎彩云印刷有限公司

□开　　本　880 mm×1230 mm　1/32　□印张 7.5　□字数 168 千字
□版　　次　2023 年 9 月第 1 版　□印次 2023 年 9 月第 1 次印刷
□书　　号　ISBN 978-7-5487-5493-0
□定　　价　58.00 元

《守护花开——孕妈专属300问》

编委会

主　编　石理红　周昔红　刘瑾钰

副主编　柳红艳　贺琳妍　刘　丹

姚　敏　余　梅

编　者　（按姓氏笔画排序）

王　赛　申玥涵　刘　赛　汤佳俊

许　诺　杨　卉　李丽慧　余　芳

陈丽梅　周　素　周钰琴　赵静伊

侯　敏　潘彦玙

绘　图　李芷菀　周千茹

前言

随着我国妇幼健康事业的不断发展，孕产妇的健康观和保健意识出现了前所未有的转变和更新。但时至今日，仍有一些年轻的父母对于分娩知识、新生儿护理、母乳喂养知识知之甚少，孕产妇及家属缺乏必备的生育常识、存在不少误区，更有不少孕妈妈误信不实的网络传言，延误诊治，甚至导致不良妊娠结局。《“健康中国2030”规划纲要》中明确要求医疗机构和医务人员开展健康教育和健康促进，健康科普成为了医务人员实践全生命周期健康服务模式的重要环节。2022年，国家卫生健康委员会、国家发展改革委员会等17个部门印发了《关于进一步完善和落实积极生育支持措施的指导意见》，强调要提高优生优育服务水平，提高家庭婴幼儿照护能力，通过多种渠道普及科学育儿知识与技能。为积极响应国家鼓励生育政策，进一步提高孕产妇优生优育水平，保障母婴身心健康，我们立足前沿科学理论体系，组织编写了这本孕产期科普书《守护花开——孕妈专属300问》。

该书由从事产科护理工作、有着丰富母婴护理经验的多位专家编写。全书从孕妇进入孕晚期开始，以孕晚期保健、分娩、产后康复为主线，集新生儿护理、母乳喂养于一体，给孕产妇及家属提供全程健康科普知识。全书共有5章，分别为：孕晚期保健篇、分娩期保健篇、新生儿护理篇、母乳喂养篇及产后保健篇。一共筛选了300个孕产妇及家属关心的高频问题，针对每一个问题，从科学的角度进行专业、全面的解答，同时，根据中国妈妈的具体情况，给出实用性的意见和建议。全书用生动平实的语言，富有人文关怀的指引，融入趣味插图和知识图表，为孕产妇提供了专业孕育解决方案。全书版面设计合理，为彩色印制，将带给孕产妇及家属温馨舒适的阅读体验。

该书具有通俗易懂、深入浅出、科学专业、体现前沿的特点，图文并茂，生动活泼，融知识性、科学性、实用性为一体。贴近孕产妇生活，细节指导详尽，让新手妈妈不再手足无措、二胎妈妈更专业细致、高龄产妇更安全放心，非常适合准父母系统地学习。此外，该书也可作为母婴护理从业人员、医学生的学习用书。

本书虽经反复讨论、修改和审阅，但书中难免存在疏漏和不足，热诚欢迎广大读者批评指正。

主编

2023年3月

目录

第一章　孕晚期保健篇

第二章　分娩期保健篇

第三章 新生儿护理篇

第五章　产后保健篇

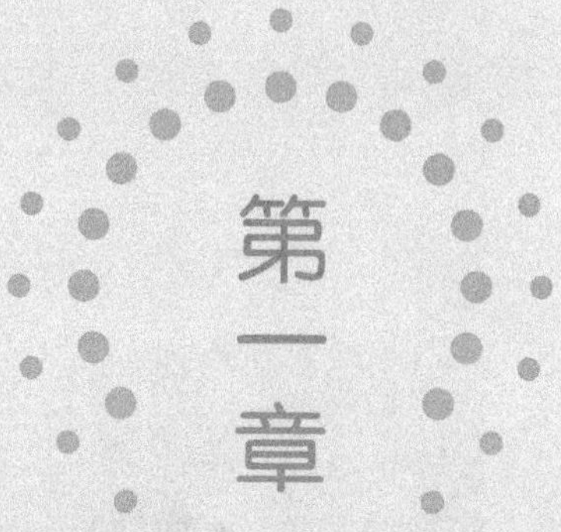

第一章 孕晚期保健篇

妊娠28周以后称为孕晚期。在这一时期，您犹如进入了“赛程”的最后阶段！尽情地享受怀孕的日子吧！回首这段时光，您会惊叹时间这么快就悄悄溜走了。再有3个月的时间，您就要见到您的宝宝了。

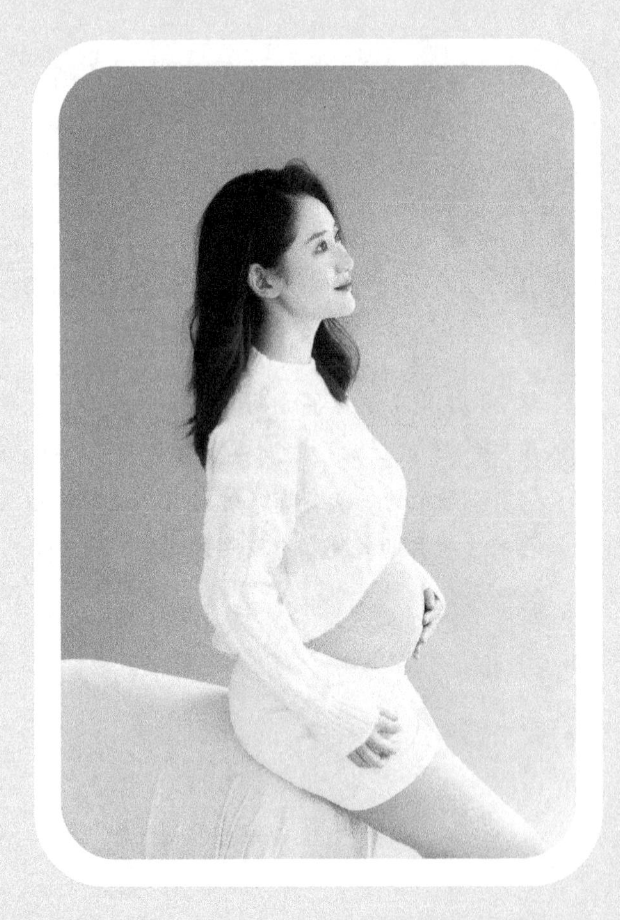

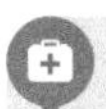

1. 孕妈妈的身体在孕晚期会有哪些变化?

妊娠晚期，胎儿进入了一个生长快速的时期，孕妈妈的身体变化很大(图 1-1)，具体表现如下。

(1)体重：由于胎盘增大、羊水增多和胎儿的成长，孕妈妈体重迅速增加，每周可增加 500 g。

(2)乳房：乳房高高隆起，乳房、腹部及大腿皮肤上一条条淡红色的花纹增多；由于激素作用，乳头周围、下腹部、外阴部肤色逐渐加深。

(3)尿频、尿急：胎儿生长发育会压迫膀胱，孕妈妈常常有尿频的感觉，夜间平卧后，白天潴留在双下肢的水分逐渐回流至体循环，通过肾脏排泄，使得夜尿次数增加。

(4)水肿：大部分孕妈妈此时都会出现下肢水肿，一般在午后加重，次日晨起时可明显减轻或消退。如果体重每周增加超过 500 g，或水肿不消退，甚至延及面部，需及时就医。

(5)腰腿痛：孕妈妈的骨盆、关节、韧带均出现松弛，有腰背疼痛的现象；有时增大的子宫压迫一侧的坐骨神经，还会出现下肢疼痛。

(6)宫缩：自妊娠中期开始，会出现不规律无痛性宫缩，尤其在孕晚期临近分娩时次数可明显增多，夜间为甚。

(7)呼吸变化：新陈代谢时消耗氧气的量加大，孕妈妈的呼吸变得急促，在活动时容易气喘吁吁。

(8)妊娠反应：“妊娠纹”明显多了。一些孕妈妈的脸上也开始出现“妊娠纹”；有的皮肤出现黄褐斑或雀斑，多位于颜面部，如耳朵、口周、额头等处的皮肤。

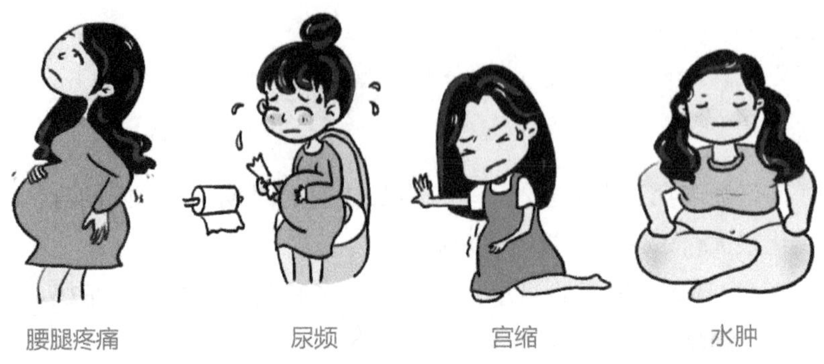

图 1–1　孕晚期身体变化

2. 孕晚期胎儿的生长发育情况如何？如何进行自我监护？

孕晚期胎儿大脑发育迅速，头也在增大，身体和四肢在继续长大，最终长得与头部比例相称。胎儿皮肤由暗红慢慢变成浅红色。听觉系统发育完成，对声音开始有所反应。皮肤的触觉也慢慢发育完成。胎儿动的次数比原来少了，动作也减弱了，再也不会像原来一样在孕妈妈肚子里翻跟斗了。胎儿各器官的发育和生理功能随孕周的增加而逐渐成熟，比如正常发育的胎肺大约在妊娠第 34 周成熟，所以由于孕妈妈或胎儿因素需要提早终止妊娠时，应考虑在此时期胎儿是否存在重要脏器功能不完善的情况，必要时在分娩前进行预防和干预。

孕晚期除了关注胎儿生长发育，更需要关注胎儿在宫内的安危状况，也就是关注胎儿是否缺氧。因此，孕晚期自我监测胎动是非常重要的。一般建议孕妈妈每天在早、中、晚三个时段安静地计数腹中胎动，正常情况下，每小时 3～5 次可视为正常。当然，每一个胎儿都有他的运动习惯，如果与胎儿既往的胎动情况相比，胎动次数的变化幅度在 50% 以上时，要提高警惕，及时就

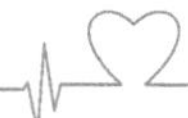

医。到了孕晚期，在一定时期需要做胎心监测和超声检查，以便了解胎儿发育、胎盘及羊水等情况，有条件者可检测胎儿相关血流指标。

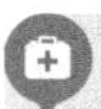

3. 孕晚期怎么判断胎儿缺氧？

孕晚期可以通过胎动改变、胎心异常、胎心监护异常等方面判断胎儿是否存在缺氧。

（1）胎动改变：如果一个原本活泼的胎儿突然安静，或一个原本安静的胎儿突然躁动不安，胎动低于10次/12小时或超过40次/12小时，则有可能胎儿宫内缺氧。胎动计数是孕妈妈自我评价胎儿宫内状况的简便、有效方法。

（2）胎心率异常：胎动减少前，出现胎心率过快，超过160次/分，为胎儿早期缺氧的信号；胎动减少或停止，胎心率少于110次/分，则为胎儿缺氧晚期。

（3）胎心监护异常：胎心监护是通过胎心监护仪观察并记录胎心率的动态变化。胎儿缺氧时胎心监护显示胎心基线变异消失，出现晚期减速。

4. 孕晚期胎心监护多久做一次？

胎心监护是孕晚期必做的一个孕检项目。如果孕妈妈的身体状态一直很好，且胎儿平时也没有异常症状，医生都是建议孕妈妈从怀孕34周开始做胎心监护，每周一次，直至胎儿顺利娩出。如果胎儿状态不好，需适当增加胎心监护次数，具体安排需要征求医生的意见。

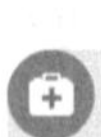

5. 孕晚期胎儿不爱动是怎么回事?

孕晚期胎儿不爱动可以有多种原因，包括胎儿活动不便、胎儿窘迫或者是胎死宫内及胎儿入盆等，孕妈妈必须提高警惕。

(1)胎儿活动不便：孕晚期胎儿体重、体积基本已经达到了最大值并维持相对稳定。如果胎儿体积过大，甚至已达到巨大儿程度，由于孕妈妈的子宫容量有限，胎儿活动的空间很小。因此胎儿在被束缚的情况下胎动就会比较少，但仍在正常范围内。

(2)胎儿窘迫：如果由于孕妈妈心肺功能衰竭、脐带缠绕或胎盘早剥等原因导致胎盘供血供氧出现障碍，胎儿缺血缺氧，会表现为胎动在短暂的频率增加后很快减少甚至消失，情况危急，会严重影响胎儿的智力，甚至导致死亡。

(3)胎死宫内：胎儿窘迫未能及时救治而导致胎儿在子宫腔内窒息死亡，表现为胎动消失，孕肚不再增大，应及时将死胎取出。

(4)胎儿入盆：胎儿入盆后，由于头部会受到限制，所以胎动相较于之前会有所减少，进而出现孕晚期胎儿不爱动的情况。如果孕晚期胎动低于正常范围，一定要及时就医诊治，避免胎儿窘迫甚至死胎的发生。

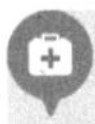

6. 孕晚期胎儿在肚子里颤抖是怎么回事?

一般情况下，孕妈妈在孕晚期感觉胎儿在肚子里颤抖，是属于胎动的一种表现，可能是胎儿在打嗝，属于正常情况，无须过分担心。但也有可能是因为胎儿宫内缺氧或者是其他症状所致，

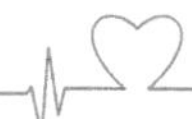

这种情况就需要及时去医院就诊，避免发生意外。

孕晚期是胎儿胎动比较频繁的时期，所以孕妈妈需要一直关注胎儿的胎动情况。胎动有异常情况时，比如胎动变得频繁或者是胎动减少时，一定要及时就医。但是孕妈妈也不需要过分焦虑，因为过分的焦虑也会影响到胎儿的生长发育。

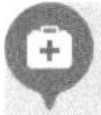

7. 孕晚期羊水偏少怎么办?

孕晚期羊水偏少，需要根据孕妈妈的情况、胎儿在子宫里的情况以及羊水量的具体数值综合评估，再给予不同的处理。

(1) 首先判断胎儿的发育情况，如果胎儿发育良好，只是羊水偏少，可以保守治疗，通过大量饮水，或者静脉补充营养液等方法，加强营养，提高羊水量。

(2) 如果是胎儿本身异常导致的羊水过少，则需要引产。

(3) 如果胎儿没有成熟，可以通过保守治疗继续等待，重点观察胎儿在宫内有无缺氧的情况；如果有宫内缺氧，则需要立即处理；如果宫内没有缺氧，可继续保守治疗。

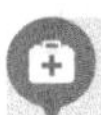

8. 孕晚期如何控制体重?

妊娠晚期控制体重，要从饮食和运动两方面进行调节。妊娠晚期，随着子宫底的逐渐升高，在腹腔内向上可能会压迫到胃部和膈肌，因此孕妈妈在妊娠晚期的食欲会不太好。这时建议少食多餐，主餐可适当减量，并在两餐之间加餐。这样不仅可以摄入足够的营养成分，保证胎儿的生长发育，同时还可以控制血糖。孕妈妈还需适当减少精米、精面等精制糖分的摄入，增加粗粮、杂粮的摄入，这样做不仅可以减慢血糖升高的速度，还可以减少便秘的发生。同时要每天运动，孕晚期孕妈妈可以通过做有氧运动控制体重（图1－2），如：慢走、瑜伽等，这些运动有助于消耗脂肪，达到控制体重的目的。但需要注意的是，孕妈妈应在家人陪同下进行有氧运动，以免发生意外。

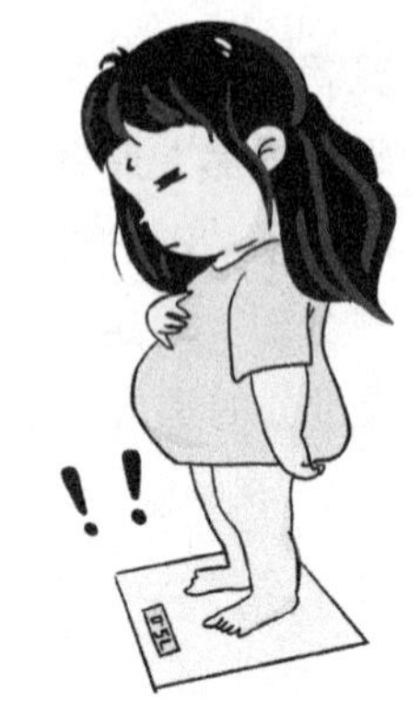

图1–2 孕晚期体重控制

9. 孕晚期饮食需注意什么?

孕晚期孕妈妈需要注意均衡摄入营养，少食多餐，控制热量的摄入，限制油、盐的摄入等。

（1）均衡摄入营养：孕晚期孕妈妈需要碳水化合物、蛋白质、脂肪、维生素等多种营养物质，需要全面摄入身体所需的营养，应足量摄入主食、肉类、蔬菜等食物，以免影响孕妈妈及胎儿的健康。

（2）少食多餐：孕妈妈需要足量的营养，少食多餐有助于消化吸收，可以缓解消化系统压力。

（3）控制热量摄入：孕妈妈需要控制热量的摄入，不能摄入过多热量，以免导致体重过度增长、影响分娩及胎儿健康。

（4）限制油、盐的摄入：孕妈妈要限制油、盐的摄入，以免引起高血压、高血脂等情况。

（5）其他：孕晚期孕妈妈要少吃辛辣刺激性的食物，避免饮酒。

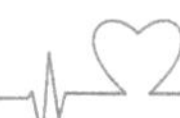

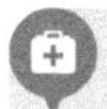

10. 孕晚期水肿怎么缓解？

孕妈妈在孕晚期通常会出现下肢水肿，这属于生理性现象。孕晚期子宫不断增大，压迫血管导致下肢血管回流受阻，下肢血液瘀滞，从而引起水肿。孕妈妈通常可从饮食、生活方式、穿着等方面进行缓解。

（1）饮食：孕妈妈应保持有足够的营养，尤其应注意蛋白质的补充，如鱼、肉、蛋类的食物，可通过提高人体胶体渗透压来缓解下肢水肿的症状，且多吃蔬菜、水果也有利于消除水肿。除此之外，还应少吃高盐、高糖分的食物，以防加重下肢水肿症状。

（2）生活方式：孕妈妈应避免长期保持同样的姿势，避免长期站立或坐着，应不时地活动下肢，有条件时可以散散步。注意保持充分的休息，孕妈妈每天应有 8～9 小时的睡眠，最好能有 1 小时左右的午睡。

（3）衣着：尽量选择舒适的衣服，避免穿着过窄的衣物或过紧的裤子、袜子，以免影响血液循环，限制胎儿活动和影响胎儿发育。

除此之外，孕晚期出现下肢水肿还应警惕是否有妊娠期高血压疾病、下肢静脉血栓等，建议定期去医院完善相关检查。

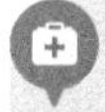

11. 孕晚期如何缓解恶心、反胃等症状？

怀孕后，孕妈妈的饮食结构会发生很大改变，为了确保胎儿的营养，孕妈妈对食物的摄取量也大大增加，这就给肠胃造成一定的负担。当过多的食物积累在肠胃中不能被消化时，就可能形成慢性胃炎。孕妈妈出现恶心、反胃等症状，可以通过少食多餐、进食流质、避免食用生冷、刺激性的食物等方法来缓解。但如果症状比较严重，要及时查明原因，针对性地进行治疗。

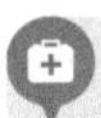

12. 孕晚期出现痔疮怎么办?

孕晚期出现痔疮的原因：由于胎儿增大，导致腹压增加，使直肠静脉迂曲扩张、瘀血，进而形成痔疮。对于孕晚期出现的痔疮，主要是采取药物保守治疗，一般不建议手术治疗，以免引起早产。根据痔疮的症状，选择相应的药物。如果出现痔疮脱出，甚至水肿、便血，应及时到医院就诊。建议多食水果蔬菜，少食辛辣食物，多喝水。

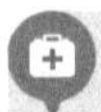

13. 孕晚期便秘怎么办?

孕晚期出现便秘可以通过空腹喝水、坚持每天活动、定时排便、服用药物等方式进行改善，具体解决办法如下。

(1)空腹喝水：每天早上起床后，空腹喝杯白开水，如效果不好，可以再喝一小份芝麻糊、吃些富含油脂的坚果，如花生、核桃、腰果等，可有效润肠。

(2)坚持每天活动：到了孕晚期，很多孕妈妈常常会因身体笨重而变得不愿意活动，这会加重便秘。平时可做一些力所能及的运动，如散步、轻家务等，以增加肠道的排便动力。

(3)定时排便：肠道蠕动力最强之时，是在每天早晨及餐后，不妨挑一个自己合适的时间蹲厕所，即使没有便意也可试试，时间不超过 10 分钟，慢慢就会形成定时排便的习惯。

(4)服用药物：在医生的指导下，服用乳果糖、益生菌等药物进行治疗。

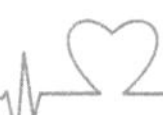

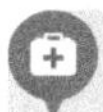

14. 孕晚期胸闷、气短怎么办?

随着妊娠周数的增加，很多孕妈妈在妊娠晚期可能出现胸闷、气短等症状，多数是由于妊娠本身对心肺的负担加重。可以通过一些简单的方法来缓解。

(1)深呼吸：若在活动中感觉胸闷气短，应立即停止活动，就近坐下，腰背挺直，双臂展开，使胸廓充分扩张，进行深呼吸。

(2)半卧位休息：休息时建议采用半卧位的姿势，可以在背部垫一个垫子，选择一个比较放松的体位来休息。

(3)吸氧：如果条件允许，可以采用吸氧的方法来缓解，吸氧时间为 20~30 分钟。

孕妈妈的胸闷、气短也可能是病理性原因导致，如呼吸系统、心血管系统、神经系统方面的疾病，此时则应尽快就医。

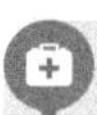

15. 孕晚期心悸怎么办?

孕妈妈在孕晚期出现心悸，可能是由于胎儿逐渐增大，子宫也会随之增大，血液所需供应增加，孕妈妈的心脏负荷会达到一个高峰，因此会出现轻度的心跳加速、心慌等情况。其次，可能是由于孕妈妈在妊娠晚期对分娩或胎儿发育等有一些担心，出现心慌、恐惧等一些不良症状。孕妇心慌、恐惧、过度焦虑都容易使肾上腺素分泌增加，可能会影响胎儿的生长发育。

孕晚期出现心悸，症状比较轻时可以先观察，通过稳定情绪得到缓解，一般不需要特殊治疗。如症状较重，建议及时去医院进行相关检查来排除疾病的可能。平时注意休息，保持情绪稳定及充足的睡眠，补充高蛋白和富含维生素的食物。

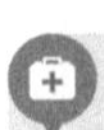

16. 孕晚期血脂高怎么办?

孕晚期血脂高也不用太担心，一般通过合理的饮食调理即可。提倡饮食清淡，但不宜长期吃素，否则饮食成分不均衡。宜多吃芹菜、洋葱、丝瓜等高纤维的、可降血脂的食物。另外，建议保持每天适当的运动量，可以在家做做孕妈妈操，20~30 分钟即可，而且不能过于剧烈，以免对身体有伤害。

17. 孕晚期内裤总是湿还黄怎么回事?

孕晚期内裤总是湿还黄通常是因为白带分泌增多，也可能是在怀孕期间漏尿的表现。

(1)白带分泌物增多：怀孕晚期，由于宫颈管变短，可能出现白带增多的症状，而持续的白带增多也会导致白带停留在内裤上，造成内裤总是湿还黄的情况，如果并无其他异常情况，一般不需要特殊治疗，但应勤换洗内裤、穿透气性较好的内裤。

(2)孕晚期漏尿：孕晚期，由于子宫增大，压迫到附近的脏器，可能会造成膀胱的容量减少，因此会出现膀胱中有尿液漏出的现象，导致内裤总是湿还黄。如果孕妈妈是出现了漏尿，需要注意卧床休息，减少剧烈运动，能够缓解症状。

18. 孕晚期肚皮痒是怎么回事?

孕妈妈在怀孕以后很容易出现皮肤瘙痒，尤其是在怀孕的中晚期，具体原因如下。

（1）激素水平变化：怀孕以后体内的激素水平会明显升高，孕妈妈的皮肤较敏感，而且大量出汗、出油，很容易导致皮肤瘙痒(图 1–3)。

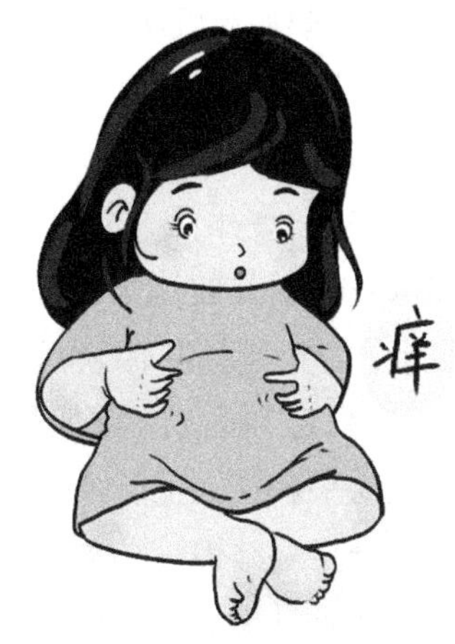

图 1–3　瘙痒

（2）皮肤干燥：一般多见于冬季，冬季气候比较冷，空气又比较干燥，很多人洗澡次数过多或者洗澡水温过高、大量使用洗护用品，这些因素都会使皮肤表面的油脂被洗掉，导致皮肤失去油脂的滋润，进而出现瘙痒。

（3）湿疹：有的孕妈妈在进食海鲜和辛辣、刺激性的食物后导致皮肤出现过敏反应，出现湿疹，进而引起瘙痒。还有的孕妈妈由于接触了衣服的材料或者护肤品中的致敏物质，也可导致湿疹，进而引发瘙痒。

19. 孕晚期耻骨痛如何缓解?

从怀孕第 10 周开始，孕妈妈会分泌松弛素，打开骨盆联合，扩大骨盆，以便胎儿有足够的空间顺利降生。在这个过程中如果骨盆肌肉的弹性不佳，就会产生疼痛感。孕晚期耻骨痛不建议使用药物治疗，孕妈妈可以通过补钙、热敷、改变生活方式、适当运动等方式进行缓解。

（1）补钙：补钙有利于孕妈妈身体恢复，应多食含钙量高的食物，比如猪骨、鸡骨汤、花生等，同时多晒太阳，促进钙的吸收。

(2)热敷：可用热毛巾或者热水袋放置在患处进行热敷，这样能使局部的毛细血管轻度扩张，同时能够起到麻痹作用，从而缓解疼痛。

(3)改变生活方式：孕晚期尽量穿舒适的平底鞋，能缓解腹部对耻骨联合的压力。如果症状严重可以用挎肩式的孕妈妈托腹带，防止耻骨联合分离。

(4)适当运动：孕妈妈可适当做盆底肌肉锻炼来缓解疼痛，首先要平躺在床上，保持两条腿自然弯曲，然后将双腿慢慢分开再闭合反复地锻炼，这样做能缓解耻骨部位肌肉紧张的现象，对孕晚期耻骨疼痛有一定的辅助治疗效果。

20. 孕晚期尾骨痛怎么缓解?

孕晚期出现尾骨痛有两方面原因：一方面为激素的作用，主要是孕激素使骨盆周围的肌肉、韧带松弛，为顺利分娩做准备。有的孕妈妈可表现为耻骨联合处的分离疼痛、站立位或髋关节活动性疼痛等，这些都与激素的变化有关。另一个方面是孕妈妈的体重在增加，腹腔内压力也逐渐增大，刺激骶尾部的神经，会出现尾骨部位的疼痛。此外，随着体重的增加也会使骶尾部的生理曲度发生改变，骶尾部的肌肉软组织有疲劳性损伤，同样也可以产生疼痛的现象。

孕晚期尾骨痛通常可以使用热毛巾或热水袋进行热敷，或采取理疗、按摩等措施缓解症状。如果是由于缺钙致使尾骨疼，需要及时进行补钙处理，比如可以遵医嘱服用钙片，多接触户外阳光，促进钙质的吸收，通常能够达到缓解疼痛的效果。尽量避免弯腰搬重物，适当活动肢体或通过练习瑜伽缓解身体不适症状。

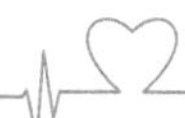

也可以使用骨盆袋托住腹部，减轻压力来缓解疼痛。平时注意饮食清淡，营养均衡。

如果疼痛比较明显，需要注意休息，避免久坐久站，否则可使症状加重。怀孕期间不能盲目地采取其他手段治疗，以免出现不良后果。在生活当中不要长时间坐硬板凳，以免加重尾骨疼痛的症状。如果尾骨疼痛的症状持续时间比较长，需要在分娩后进行系统治疗，防止后期产生运动功能障碍的后遗症。

21. 孕晚期腹部下坠、腰背酸痛如何缓解？

孕妈妈常常会有腹部下坠、腰酸背痛的感觉，孕晚期更明显。尤其最后一个月，由于出现生理性宫缩，孕妈妈腰酸、腹部下坠的感觉更强烈，孕妈妈会感到更不舒服。

缓解腰背酸痛，最重要的是避免弯腰，保持挺胸抬头，避免突然性体位改变。平时动作慢半拍，正确的坐卧姿势也是缓解疼痛的关键。日常生活中，孕妈妈可以准备舒适的靠垫，睡觉时使用孕妈妈枕。宫缩时深呼吸，使全身放松，也可用手轻轻抚摸腹部发硬的地方。

很多孕晚期不适都是暂时的，等胎儿出生以后就能改善。面对不适症状，孕妈妈最重要的是保持平和的心态，开开心心地迎接胎儿的到来。如果症状严重，及时求助于医生。

22. 孕晚期腿抽搐是怎么回事？

（1）缺钙：孕晚期腿抽搐可能是缺钙引起的。通常是因为孕妈妈处于孕晚期后，胎儿生长对钙的需求量大幅度增加，但是此

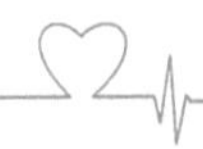

时孕妈妈钙摄入量不足，远远达不到胎儿所需的量，此时就会导致腿部出现抽搐的情况。一般建议孕妈妈在医生指导下使用碳酸钙、葡萄糖酸钙等药物进行治疗。

（2）受凉：孕晚期腿抽搐，也可能是因为受凉引起的。主要是因为室温过低，或者在睡觉时不注意腿部保暖，或者对小腿长时间压迫，都可能会引起腿抽搐。一般建议孕妈妈在睡觉时，尽量注意保暖，适当增添一些衣物即可。

（3）下肢静脉血栓：孕晚期腿抽搐，还可能是孕妈妈下肢静脉血栓导致的。主要是因为孕晚期胎儿不断生长，很容易对下肢的血管及神经产生压迫，会影响到静脉血的正常回流。当下肢的代谢产物不能正常代谢，堆积后会对肌肉产生强烈刺激，从而引起孕妈妈的腿抽搐。一般建议及时到医院就诊。

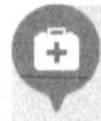

23. 孕晚期可以左右侧交替睡吗？

为了避免长期保持同一姿势而引起肌肉疼痛，怀孕晚期可以左侧和右侧交替睡眠，主要根据孕妈妈的舒适程度而定。怀孕晚期，子宫会发生右旋，左侧卧位更有利于胎儿血液的供应。也可偶尔采取右侧卧位休息，这样才能够减轻身体劳累和酸痛感。正常的侧卧睡眠并不会压迫到胎儿，因为宫腔内有羊水，能够起到保护作用，对胎儿是不会有影响的。

需要注意的是，如果过长时间采取右侧卧位休息，有可能会压迫到腹主动脉或者是下腔静脉，导致回流受阻，会出现胎儿宫内缺血缺氧的现象，甚至还会导致孕妈妈出现下肢水肿的现象。

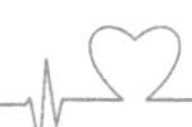

24. 孕晚期失眠如何缓解?

对于孕妈妈来说，睡眠质量的好坏不仅对自身有不良影响，也会影响腹中胎儿的健康。孕晚期失眠往往是有原因的，如果孕妈妈正在受到失眠的困扰，可以试试采用以下方法来缓解。

(1)养成规律的睡眠习惯。每天最好保证1~2小时午休，每晚10点前睡觉，每天睡足8~9个小时。

(2)白天适当做户外运动，注意保持心情舒畅。

(3)孕妈妈尽量避免饮用含咖啡因的饮料，如咖啡、茶、汽水，尤其不要在临睡前饮用。

(4)孕晚期除正餐外，可以适量吃些零食和加餐，如牛奶、饼干、水果、核桃仁等食品，加餐应选择容易消化的食品。

25. 孕晚期为什么会出现胎位不正?

孕晚期导致胎位不正的原因有很多，具体如下。第一，骨盆因素。如果孕妈妈骨盆为扁平骨盆或者是均小骨盆，骨盆入口平面狭窄，这种骨盆多伴有中骨盆狭窄，使胎儿头内旋转受阻，容易造成枕后位或枕横位。第二，胎儿发育因素。胎儿越小在子宫内活动空间越大，或者是胎儿过大，在子宫内活动受限，均易造成臀先露；羊水过多或过少时，胎儿发育异常也可使臀先露发生率增加。第三，孕妈妈原因。如果为经产妇，孕妈妈腹壁比较松弛或是合并子宫畸形如单角子宫、纵隔子宫时，胎儿在子宫内活动受限，也容易造成臀先露或者肩先露。如果孕妈妈合并子宫肌瘤或者是盆腔肿瘤，也可因压迫而造成胎儿胎位异常。第四，胎盘脐带因素。如前置胎盘，脐带过短时，合并胎位异常的发生率也可增加。各种胎位的示意图见图 1-4。

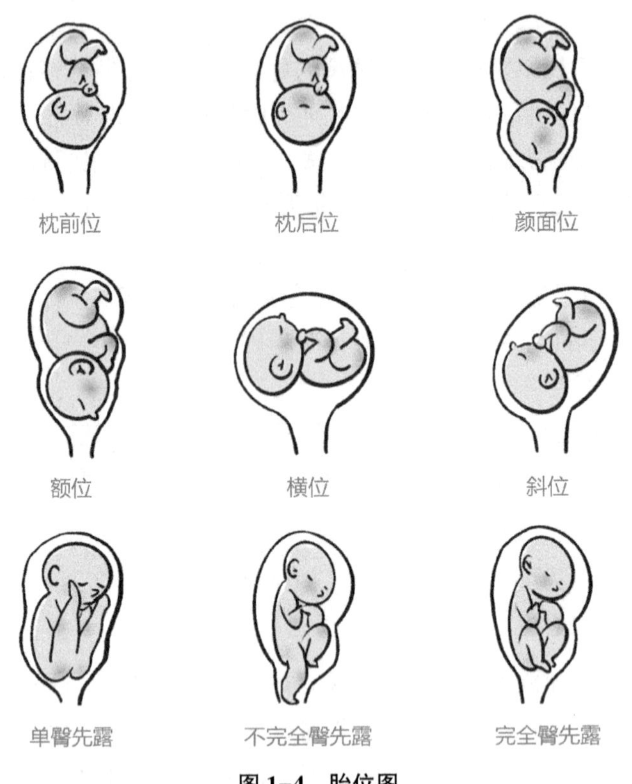

图 1-4　胎位图

26. 孕晚期胎位不正怎么办?

胎位不正将给分娩带来不同程度的困难和危险。一方面，胎位不正可能导致产程延长，而产程延长时软组织有可能因被压过久而缺血水肿，易使产道发生损伤。另一方面，胎位不正的情况

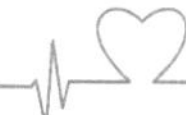

下分娩常需要手术助产，增加了孕妈妈出血及感染的机会。更重要的是，胎位不正可能使产程延长，使胎儿受损伤的机会随之增多，胎儿及新生儿死亡的概率也增加。故早期纠正胎位，对难产的预防有着重要的意义。

妊娠28周前，因羊水量相对较多，胎位多不固定，大多数臀位能自动转成头位。如果在妊娠28～32周仍为臀位，可采用膝胸卧位进行纠正(图1-5)。操作方法是，让孕妈妈跪在硬板床上，双上肢及胸部紧贴床垫，臀部抬高，大腿与床面垂直。这样可使胎儿臀部从骨盆中退出，并借助胎儿重心的改变，使胎儿从臀位转为头位。做膝胸卧位前孕妈妈应解小便并松解裤带，每日进行2次，每次15分钟，1周后复查。

如果采用膝胸卧位仍不能纠正，也不必勉强进行纠正。胎儿臀位的孕妈妈要避免负重、节制性生活，以防胎膜早破。

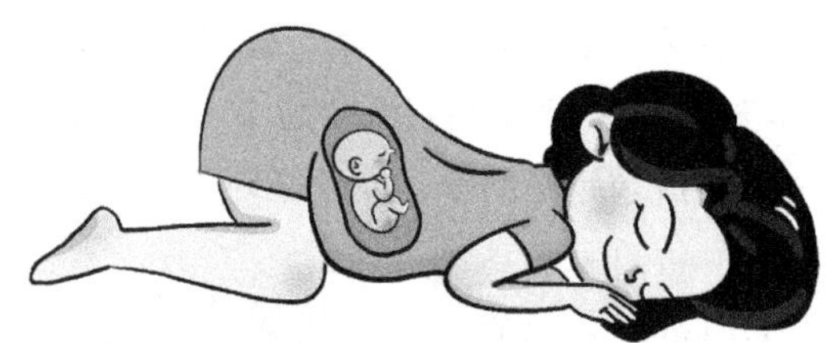

图1-5　膝胸卧位图

27. 孕晚期肚子发紧发硬怎么回事?

孕晚期肚子发紧发硬考虑是假性宫缩，但也不排除是休息不足或者是剧烈运动引起的。

(1)假性宫缩：孕晚期有可能会伴随假性宫缩的症状，而假性宫缩容易在夜间出现。在夜间出现的无痛性的子宫收缩，表现为腹部发紧，如果只是出现这些症状，并不需要进行特殊的治疗，不用过于担心。

（2）休息不足：如果长时间休息不足，也可导致身体出现不适的症状，还可能出现肚子发硬的状况。

（3）剧烈运动：如果孕晚期经常进行剧烈的运动，很可能会在运动的过程中对身体造成一定的刺激，也有可能会出现假性宫缩。

28. 孕晚期孕妈妈情绪低落对胎儿有影响吗？

孕晚期偶尔情绪低落不会对胎儿造成影响，但是经常情绪低落可能会对胎儿造成影响，如胎儿缺氧等，甚至可能引起子宫不规律收缩。

孕晚期孕妈妈由于身体负担较大，且体内内分泌水平波动较大，常出现焦躁不安、情绪低落等情绪。此时偶尔哭一次不仅不会对胎儿造成影响，还有助于孕妈妈调节情绪。但孕晚期孕妈妈经常情绪低落可能会造成孕妈妈的身体血液循环受阻，能够供应给胎盘的氧气会减少，严重时可导致胎儿缺氧，若不及时就医会对胎儿造成严重影响。同时，孕妈妈长时间处于不良情绪下，可导致体内内分泌水平及激素水平紊乱，引起子宫不规律收缩。

建议孕妈妈无论在孕早期还是孕晚期，都要做好情绪管理，生活中尽量保持平和、积极的心态（图1-6）。

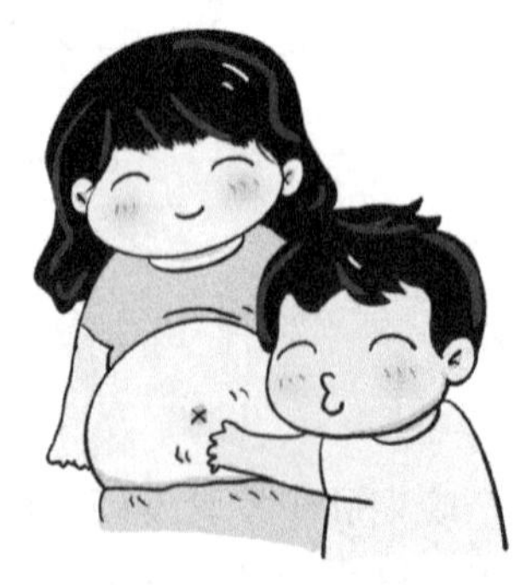

孕妈妈保持平和积极的心态

图1-6　孕妈妈要保持积极的心态

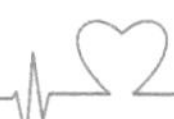

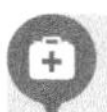

29. 孕晚期同房对胎儿有影响吗?

进入孕晚期，孕妈妈的腹部膨胀起来，常常会感到腰痛，不想动弹，性欲减退。此阶段胎儿生长迅速，所以子宫增长很明显，对任何外来刺激都会非常敏感。子宫在孕晚期容易收缩，因此要避免给予机械性的强刺激。

孕晚期同房对胎儿可能有一定的影响，需要做好孕晚期的护理措施。孕晚期随着胎儿的不断增大，会伴随子宫的明显压迫感，如果同房通常会对子宫造成刺激，引起子宫收缩，出现腹痛或是阴道流血的现象，也有可能会诱发早产。如果孕妈妈本身存在一些高危的因素，也可能引起胎盘早剥，症状严重者，甚至可能会引起胎儿窒息、死亡。所以，在孕晚期若一定要有性生活，必须控制好性生活的频率及时间，避免动作粗暴，以免引起不适。而且在临产前 1 个月，必须绝对禁止性生活。

30. 孕晚期长时间使用手机、电脑有影响吗?

一般情况下孕晚期可以使用手机和电脑。手机、电脑、电视的辐射非常小，不会对胎儿产生危害。但注意不要长时间使用，光线会对眼睛造成刺激，引起视力下降；长期保持固定的姿势，会对血液的流动造成一定影响。

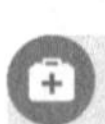

31. 孕晚期有乳汁分泌正常吗?

孕晚期出现乳汁分泌的现象是正常的。这是孕晚期泌乳素增多引起的，不必过分担心。女性怀孕后，体内激素水平会出现显著改变。怀孕期间，雌激素刺激乳腺腺泡及腺管的再次发育，可能出现乳房胀痛。平时注意保持乳房的清洁卫生，尽量穿宽松棉质内衣，及时更换，避免挤压乳房。

32. 孕晚期如何预防妊娠纹?

孕晚期预防妊娠纹需要适度控制饮食、适当运动，防止腹部增长过快，同时涂抹无刺激性的保湿用品可以提高皮肤弹性，对预防妊娠纹的产生有一定作用。建议从备孕期间就关注皮肤护理，涂抹保湿乳液滋润胸腹部和臀部皮肤，增加皮肤弹性，预防妊娠纹产生。妊娠纹产生时会伴随皮肤瘙痒，注意不要抓挠皮肤，避免造成破损、感染。平时注意饮食调养，适当补充胶原蛋白和蔬果，均衡饮食。

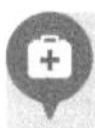

33. 孕晚期可以泡脚吗?

孕晚期是可以泡脚的。怀孕晚期泡脚，有利于缓解疲劳，改善睡眠，帮助孕妈妈改善晚上睡眠不佳的情况。除此之外，孕晚期泡脚还可以促进血液循环，因为在孕晚期，一般孕妈妈脚部及小腿都有水肿现象，泡脚可以缓解水肿。孕晚期最好用温水泡

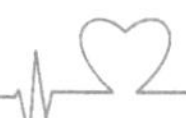

脚，水温控制在40℃左右。注意水温不能过高，泡脚的水温过高容易导致孕妈妈受到刺激，引起孕妈妈自觉憋闷或呼吸不畅。泡脚的时间也不宜过长，15~20分钟即可。

孕妈妈泡脚时不要随便按压脚底或添加活血祛瘀类中药，否则可能导致流产。此外，孕妈妈患有严重脚气时，最好不要用热水泡脚，以免水疱破裂，导致伤口感染。

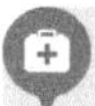

34. 孕晚期为什么不宜久坐久站?

孕晚期久坐久站会导致血液循环不畅，很容易引起腹部疼痛。另外，血液回流不畅会导致淤血堆积，很有可能引起腰酸背痛的情况。久坐久站也可能会引起痔疮，由于孕期子宫增大压迫肠道，很有可能引起便秘，就会导致痔疮的加重或者复发。久坐还有可能引起生产困难，导致难产或者生产时间过久。因此，在孕晚期孕妈妈应该隔一段时间就起身活动身体，避免因不良生活习惯而导致健康受到影响。

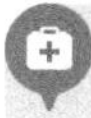

35. 孕晚期可以坐飞机出行吗?

孕晚期一般不建议坐飞机，理由如下。

(1)坐飞机不像乘坐火车、动车、轮船等交通工具，不适合来回走动。而且飞机座位一般较为狭窄拥挤，孕晚期孕妈妈如果长时间乘机，可能会导致下肢静脉血栓或者加重下肢水肿。

(2)飞机升空以后，机舱内的压力会有所变化，对于孕妈妈来讲，可能会因为压力变化增大，而导致子宫张力随之增大，引发胎膜早破或者胎盘早剥等意外。

(3)坐飞机时容易疲劳，特别是起飞降落时有较为强烈的失重感，孕妈妈会因为外界环境变化而造成精神和情绪上的刺激，容易引起流产或者发生早产等意外情况。

(4)如果孕妈妈有早产史、流产史，合并高血压病、心脏病、妊娠糖尿病等疾病，不适合坐飞机。

36. 孕晚期出现果冻状分泌物怎么办?

孕晚期阴道的分泌物像果冻状胶体是因为宫颈黏液栓脱落、阴道炎等原因引起的。

(1)宫颈黏液栓脱落：孕晚期阴道出现的果冻状分泌物，一般是由宫颈黏液栓脱落导致的。孕晚期常常有无痛宫缩，这种无痛宫缩会加速宫颈管的扩张，有时宫颈管的黏液栓就会脱落到阴道内，表现为果冻状分泌物。这种情况一般是正常的生理现象。临近分娩时，由于子宫颈口扩张，宫颈栓就会脱落而排出。所以孕晚期阴道内有果冻状的分泌物排出，提示即将临产。这种情况下要注意观察，如果出现见红或是规律的子宫收缩，就要及时到医院就诊，入院待产。

(2)阴道炎：如果分泌物有异味或量过多，需要做分泌物检测排除各种类型的阴道炎。如果患有阴道炎，一般可以依据阴道炎的病因采用相应的药物治疗。

37. 孕晚期见红要马上去医院吗?

当宫颈内口附着的胎膜与子宫壁分离，毛细血管破裂而少量出血，与宫颈管内的黏液相混排出，称见红，这也是分娩即将开

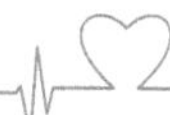

始比较可靠的征兆。“见红”一般在分娩发动前24~48小时内出现，当然也有个别妈妈会在“见红”后的几天甚至一周左右的时间才会临产，但这种情况比较少见。所以如果足月后出现见红，出血量明显少于平时的月经量，肚子不胀不痛，胎动正常，可以安心在家待产，按时产检或者等待宫缩的到来。

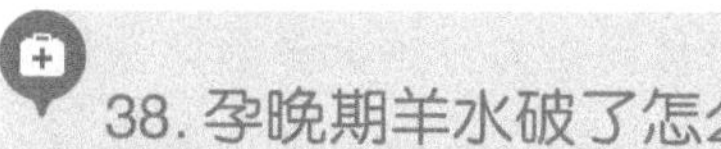

38. 孕晚期羊水破了怎么办?

临近分娩可能会遇到一些突发情况，孕晚期羊水发生破裂是一种很常见的情况，第一时间应当让孕妈妈躺下卧床休息，防止羊水流出过多，并且尽量将孕妈妈臀部垫高，以有效减少羊水的流出。不管是否到达预产期，是否有腹痛的现象，都应该立刻送往医院进行检查。

孕妈妈还未到达预产期就出现羊水破裂，可能的原因有：胎膜发育不完全、孕妈妈突然受到刺激导致羊水破裂、胎位不正或者孕妈妈腹部受到严重撞击等。在这种情况下羊水流出可能会引起细菌从外阴上行至子宫从而感染胎儿；可能出现脐带脱垂，导致胎儿在宫内缺血缺氧甚至死亡。所以孕妈妈未到预产期就出现羊水破裂，应立即送往医院治疗，若胎儿情况较好，则有提前分娩的可能性。

对于已经达到孕37周的孕妈妈羊水破裂，若24小时没有生产迹象，可以考虑催产。若未达37周，在没有明显感染的情况下，可以考虑使用抗生素预防感染，等到怀孕周数再多一些可以考虑生产。若在羊水破裂后12小时内无分娩迹象，必须使用抗生素预防宫内感染。

怀孕期间谨防摔倒，以减少胎膜破裂发生的可能性。同时注意区分尿液、分泌物与羊水，一旦有羊水流出，一定要及时去医院。

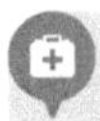

39. 孕晚期怎样运动有助于分娩?

随着预产期的临近，孕妈妈们时刻在为分娩准备着。孕晚期肚子越来越大，身子也越来越沉，在一些生活细节上也越来越不方便。怎样做能有助于更加顺利地阴道分娩？这是每个孕妈妈都非常关心的问题。孕晚期的锻炼主要是通过肌肉的收缩运动，增强腹肌、腰背肌、骨盆肌肉的力量和弹性，为顺利分娩做准备。

(1)腿部运动：双手扶椅背，左腿固定，右腿做360°转动，做完后还原。双腿交替进行。目的在于增加会阴部肌肉的伸展性，增进骨盆肌肉的强韧度。

(2)腰部运动：双手扶椅背，慢慢吸气，双手同时用力，将身体重心集中在椅背上，脚尖立起使整个身体抬高，腰部伸直后使下腹紧靠椅背。然后，慢慢呼气的同时，放松双手，脚还原。目的是减轻腰背部疼痛，并能在分娩时增加会阴部肌肉的伸展性及腹压。

(3)盘腿坐式(图1-7)：平坐床上，双小腿平行交接，一前一后，双膝分开，双小腿不可重叠。在看电视或聊天时可采取此姿势。目的是强化腹股沟肌肉与关节处韧带的张力，预防妊娠期子宫增大的压力产生的痉挛，伸展会阴部肌肉。

(4)盘坐运动：平坐床上，将两跖骨并拢，双膝分开，双手轻放于双膝上，然后用手臂力量，将膝盖慢慢压下，配合做深呼吸运动，再将手放开，持续2~3分钟。目的在于加强小腿肌肉的张力，避免腓肠肌痉挛。

(5)骨盆与背部摇摆运动：平躺仰卧，双腿弯曲，双腿分开与肩同宽，用足部、肩部的力量，将背部与臀部抬起，然后双膝并拢，收缩臀部肌肉，再分开双膝，慢慢将背部与臀部放下，重复运动5次。目的是锻炼腰背部及骨盆底肌肉，增加其韧性与张力。

（6）骨盆倾斜运动：双手和双膝支撑于床上，背部缓慢弓起，放松复原；取仰卧位，两手背沿肩部伸展，双膝屈曲，双脚支撑，缓慢抬高腰部，放松复原。此项运动可在站立时进行。

（7）脊柱伸展运动：平躺仰卧，双手抱住膝关节下缘使双膝屈曲，头部与上肢往前伸展，将脊柱、背部至臀部肌肉弯曲成弓字形，使头与下巴贴近胸部。然后，放松复原，恢复平躺姿势。

（8）双腿抬高运动：平躺仰卧，两腿垂直抬高，足部抵住墙，坚持3~5分钟。目的是锻炼臀部肌肉张力，伸展脊椎骨，促进下肢血液循环。

妊娠早期即可开始进行（1）、（2）两项运动；妊娠3个月后可进行（3）、（4）两项运动；妊娠6个月以后开始进行（5）、（6）、（7）这3项运动，可以减轻腰背部酸痛。孕妈妈进行产前运动时，必须注意：妊娠3个月后开始锻炼，做到循序渐进，持之以恒；锻炼前排空大小便；如有腹痛、腹胀、阴道流血等异常情况应立即停止锻炼。

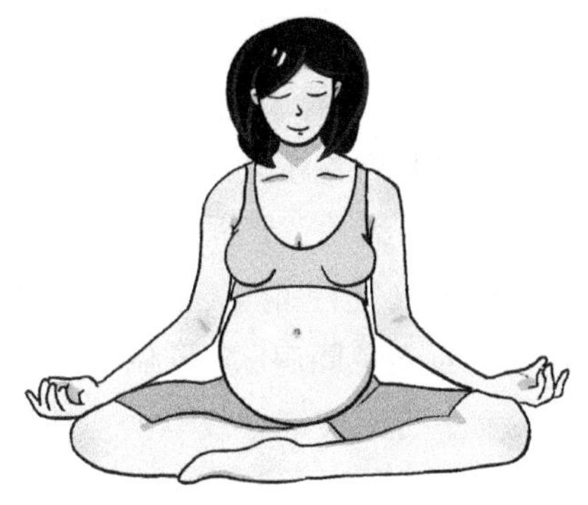

图1-7 盘腿坐式

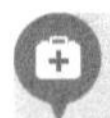

40. 孕晚期要多走动吗?

孕晚期随着胎儿的发育成熟，孕妈妈腹部越来越大，持久的负重压力，可导致不同程度的腰痛、耻骨分离、耻骨痛、腿痛等问题，而且孕晚期很容易疲劳。如果此时走动很多，会加重腰痛、腿根痛等不适，而且也会使孕妈妈过于劳累，可能导致早产、胎膜早破等一些不良的妊娠后果，所以不建议在孕晚期多走动。如果孕妈妈有妊娠合并症，比如前置胎盘等，通常以休息为主，如果过多地走动，很容易引起产前出血。

建议孕晚期可以适当走动，通常建议在饭后半小时散步，每次半小时左右，这样不仅能够呼吸新鲜空气，而且可以增强孕妈妈身体的抵抗力，也有利于胎儿健康发育，还对生产有很大的帮助。如果散步过程中出现不适，如腹痛、阴道出血等，需要立即停止，并且马上就医。

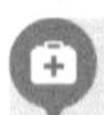

41. 孕晚期怎么预防早产?

进入孕晚期，胎儿越来越大，孕妈妈越来越期待胎儿出生，身体同样也会更笨重，这时候要注意预防早产的发生。孕晚期预防早产，要注意休息，适当活动，孕妈妈一定要少吃生冷寒凉的食物，不要吃一些催产的食物，如燕麦、韭菜、马齿苋等。平时还要保持心情愉悦。尽量避免同房，定期做产检。保持外阴清洁卫生，避免生殖道炎症上行感染等导致早产，时刻关注腹中胎儿的生长发育情况。

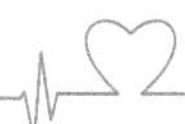

42. 孕晚期胎头何时入盆？胎头入盆后多久会分娩？

如果是第一次怀孕生产的孕妈妈，胎头入盆一般发生在预产期前的 2~3 周。而之前有过生产经历的孕妈妈，大多在临产后才开始入盆，不过也有的会提前入盆。

胎儿入盆后并不意味着马上就分娩，但胎头入盆后由于对宫颈产生压迫，可能诱发宫缩，所以在未接近预产期前，要适当控制活动时间。早入盆不一定会早产，有的因为胎儿小或胎头入盆较早，不出现膈肌压迫症状，这与早产没有关系。有的入盆当天就生，有的要过 1~2 个月才会生产。此时要正确认识分娩，放松心情对孕妈妈和胎儿都有很大的好处。

43. 预产期已过，还没临产怎么办？

预产期到了仍未临产的情况很常见。首先核对孕周，确定预产期是否准确，因为有的孕妈妈会出现月经延迟，延迟排卵受孕，预产期有可能推后。如果确实到了预产期，则要根据孕妈妈的年龄、是否有并发症、胎心胎动等情况进行综合评估。如果没有特殊情况，可继续待产，等到怀孕 41 周，如仍未临产，需要住院催产。但是，这期间需要自数胎动，定期产检。如果有合并症，如羊水过少、妊娠期高血压疾病或者其他合并症，到了预产期还没有临产，则要进行干预，即在做了产科检查、医生综合评估之后，要及时确定下一步的治疗措施。所以预产期到了没有临产，不要过于着急，可以先去医院进行评估。

44. 孕晚期需要大量进补吗?

为了孕妈妈的健康，亲友们总是不忘提醒孕妈妈多多进补。不过，孕妈妈补得过多会造成营养过剩，同时因活动较少，反而会使分娩不易，而且孕期特别不适合服温补药。

到了妊娠晚期，由于胎儿的压迫等负担，孕妈妈往往出现水肿症状，此时如进食大补之品，不仅对胎儿和孕妈妈无益，反而会火上加油，加重孕妈妈呕吐、水肿等症状，也可促使阴道出血、流产、死产或胎儿窘迫等现象发生。

孕期大量进补，还容易导致孕妈妈过度肥胖和巨大儿的发生，对母婴双方健康都不利。孕妈妈在怀孕期的体重以增加 12 kg 为正常，不要超过 15 kg。如果体重增加过多，会影响孕妈妈及胎儿的身体健康。所以，孕晚期加强营养是必要的，但营养需要适当，并非多多益善。

45. 孕晚期可以吃螃蟹吗?

怀孕晚期胎儿的生长发育较稳定，偶尔少量吃螃蟹不会影响胎儿生长发育。螃蟹营养较丰富，含有大量蛋白质、多种维生素以及微量元素等，适当吃一点能增强体质。不过，螃蟹性寒，有活血化瘀、通经络等功效，孕晚期如果过多摄入，容易刺激子宫收缩，可能会导致流产或早产的发生，对孕妈妈和胎儿不利。

第二章

分娩期保健篇

大多数孕妇，尤其是初产妇，因为缺乏分娩的相关知识，加上对分娩时疼痛和不适的错误理解，担忧分娩过程中自身和胎儿的安全等，在分娩时会产生焦虑和恐惧心理，而这些心理问题又将影响产程的进展和母婴的安全，因此，帮助您了解如何识别先兆临产、做好分娩物品准备、应对分娩不适等非常重要。

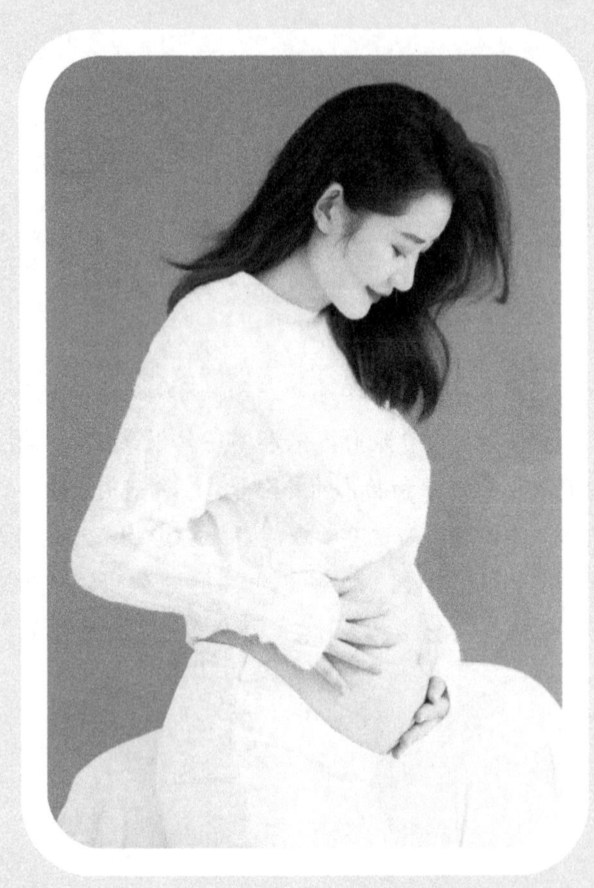

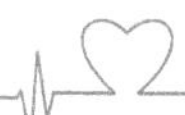

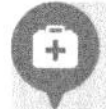

1. 分娩前会有哪些先兆?

分娩的具体日期是不可知的，但往往是有先兆的，孕妈妈可以仔细地去体会身体的细微变化，以便及早发现分娩先兆。分娩先兆一般有以下几种：一是“轻松感”，胎儿头部进入母体骨盆腔，子宫底会下降，腹部外突，孕妈妈常感到腹部不像前一阶段那么紧了，呼吸变得轻松些，食欲也会增加。二是盆腔“压迫感”，胎头降入骨盆，可直接压迫膀胱、直肠，孕妈妈可出现尿频、大便次数增多等现象。三是“阵缩感”，分娩前的几天里，子宫会不定期地收缩，宫缩时宫体变硬，感到腰酸、腹部胀满，一般不感到疼痛(图 2-1)。四是“见红”，子宫颈管变短、展开，胎膜与子宫颈组织相对“错位”，此时会有小量阴道出血或仅有血性分泌物。如出现上述四种现象，则提示分娩时间快到了，您应尽快做好分娩准备。

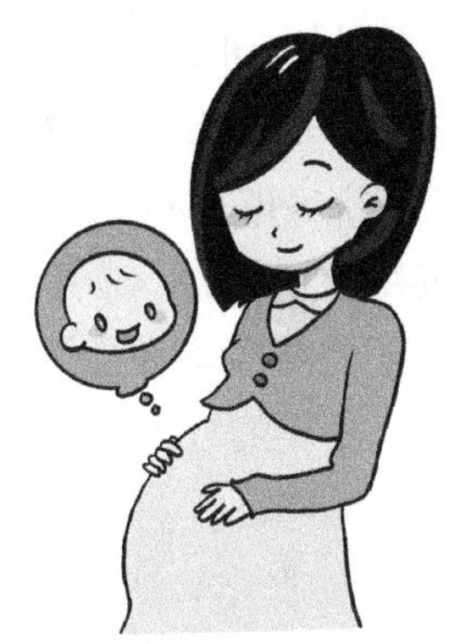

图 2-1　感受宫缩

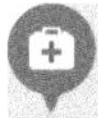

2. 临产有哪些特征?

一般来说产前 3~5 天出现分娩先兆，有时可能出现比较明显的子宫收缩，但没有规律，持续时间短，这种现象叫做“假临产”。正式临产的特征是：子宫规律收缩，伴有进行性的宫口扩张及胎先露的下降。产程初期腹痛一般 5~6 分钟 1 次，每次持续

30~40秒，随着产程进展，腹痛越来越频繁，持续时间越来越长，频率为2~3分钟一次，持续40~50秒，临产后阴道血性分泌物明显增多，胎膜破裂后会有大量羊水流出。如果出现上述现象，应立即入院。

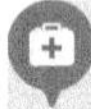

3. 分娩要准备哪些物品?

（1）孕妈妈的用物准备：包括足够的内衣和内裤、消毒卫生巾、大小合适的胸罩及吸奶器（以备吸空乳汁用）等。

（2）宝宝的用物准备：包括舒适、柔软、宽大、便于穿脱的衣物，选用质地柔软、透气性好的纯棉织品，尿布或一次性纸尿裤。此外，还需要准备婴儿包被、毛巾、护臀霜等。对不能母乳喂养的新生儿，还需要准备奶瓶、奶粉等。

（3）文件资料：身份证、准生证、孕妇保健手册或门诊病历、产前各项检查化验结果等。

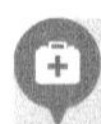

4. 分娩方式如何选择?

很多孕妈妈都在心里有过一场剖宫产与阴道分娩之争，相信您在面临分娩的时候也纠结过：到底是选择剖宫产还是阴道分娩呢？其实，阴道分娩和剖宫产都有其相应的优点与缺点，而在分娩时具体采用哪种方式，要综合考虑孕妇和胎儿的具体情况。自然情况下，阴道分娩的优点远远多于剖宫产，剖宫产只能作为一种病理情况下的补救方式，绝对不能滥用。不论最终采取哪一种分娩方式，您都要记住：您是一位伟大的母亲。

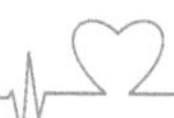

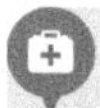

5. 阴道分娩有哪些好处？

采取哪种分娩方式好？当然，阴道分娩是最好的分娩方式，胎儿是通过自然的生理通道娩出，对机体创伤小，我们提倡阴道分娩。阴道分娩有很多好处，具体如下。

(1)分娩过程中子宫有规律地收缩能使胎儿得到锻炼，出生后有利于新生儿呼吸的建立。

(2)分娩过程中子宫有规律地收缩能促进胎儿成熟，出生后很少发生新生儿肺透明膜病。

(3)分娩时的宫缩和产道的挤压作用可将胎儿呼吸道内的羊水和黏液排挤出来，新生儿吸入性肺炎的发生率将大大减少。

(4)免疫球蛋白在阴道分娩的过程中可由母体传给婴儿(剖宫产缺乏这一获得抗体的过程)，因而阴道分娩的新生儿具有更强的抵抗力。

(5)宫缩的阵痛，使子宫下段变薄，上段变厚，宫口扩张，这种生理变化使产妇子宫收缩能力增强，有利于恶露的排出，促进子宫复原，减少产后出血，有利于产后恢复。

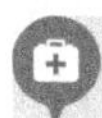

6. 阴道分娩有风险吗？

阴道分娩也有一些特殊的风险：如果胎儿过大，容易导致孕妈妈的子宫颈和会阴的撕裂；生产时产道充分扩张，产后出现阴道松弛，阴道前后壁膨出，甚至可能出现子宫脱垂的情况；胎儿过大，产道狭窄或者产力不足等因素可使产程延长，导致胎儿缺氧窒息、颅内出血、头皮血肿和锁骨骨折等不良后果。阴道分娩

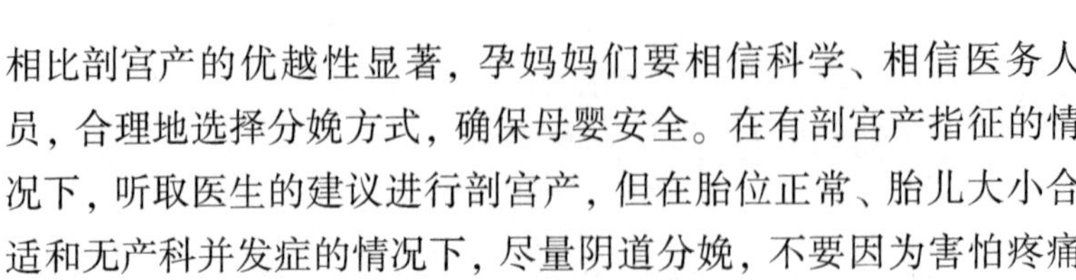

相比剖宫产的优越性显著，孕妈妈们要相信科学、相信医务人员，合理地选择分娩方式，确保母婴安全。在有剖宫产指征的情况下，听取医生的建议进行剖宫产，但在胎位正常、胎儿大小合适和无产科并发症的情况下，尽量阴道分娩，不要因为害怕疼痛或其他没有科学依据的因素而盲目选择剖宫产。

7. 剖宫产的指征有哪些?

剖宫产是指将胎儿及其附属物从孕妇腹部及子宫壁上的切口娩出的手术。剖宫产的手术指征总体来说是指不能经阴道分娩或不宜经阴道分娩的病理或生理状态，具体可以分为以下几个部分。

(1)影响到孕妈妈生命安全的需要剖宫产。如不满足二胎阴道分娩的瘢痕子宫、部分前置胎盘和血管前置、重度胎盘早剥、孕妈妈有难以控制的合并症及并发症如心脏病、严重的外阴阴道静脉曲张、阴道分娩时容易大出血等。

(2)影响胎儿安全的需要剖宫产。如胎儿窘迫(胎儿缺氧)，三胎及以上的多胎，脐带脱垂胎儿仍存活，胎盘早剥胎儿仍存活，严重的生殖道感染性疾病等。

(3)各种原因导致胎儿无法顺利下降，并造成梗阻性难产的情况。如骨盆狭窄、头盆不称(胎儿的头和孕妈妈的骨盆不匹配)、产力异常、胎位异常、第一个胎儿非头位的双胎、巨大儿、软产道畸形、宫颈肌瘤、卵巢肿瘤、子宫肌瘤等。

8. 瘢痕子宫妊娠能选择阴道分娩吗?

瘢痕子宫妊娠可以选择阴道分娩，具体的分娩方式是根据孕

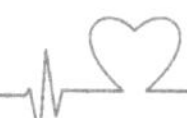

妈妈的自身情况来定的。瘢痕子宫是指子宫因手术（如剖宫产手术、子宫畸形矫形术、子宫角部切除术、子宫破裂修补术等）对子宫肌造成了损伤，术后形成瘢痕的子宫。瘢痕子宫的孕妈妈若符合顺产指征，无明确剖宫产指征，子宫瘢痕愈合良好，瘢痕厚度在 3 mm 以上，2 次分娩时间间隔≥18 个月，且根据医生的检查孕妈妈条件许可的情况下，可以进行阴道试产。试产过程中会对孕妈妈进行连续的电子胎心监护，早期识别子宫破裂征兆。如果在阴道试产的过程中，出现瘢痕部位的压痛、胎儿窘迫、异常阴道出血、血尿等分娩异常情况时，医生会改变分娩方式，会进行紧急剖宫产，以确保孕妈妈和胎儿的安全。若无异常情况发生，将继续进行阴道分娩。因此，瘢痕子宫妊娠的分娩方式是根据孕妈妈身体状况、胎儿情况，以及上次剖宫产情况等各方面因素综合考虑、确定的，无论选用哪种分娩方式，都应以安全为首要考虑因素。

9. 胎位不正可以顺产吗?

胎儿活动空间过大或受限，羊水过多或过少，胎儿发育异常，经产妇腹壁松弛或子宫畸形，脐带异常过短等因素均可使胎儿出现臀位、横位等，统称为胎位不正。孕 30 周前，大部分臀先露能自行转为头先露，此时无须处理。孕 30 周后仍为臀位，可通过胸膝卧位或者艾灸至阴穴的方式矫正胎位，或到医院进行评估，行外倒转术。到了分娩时胎儿仍然胎位不正，如果是横位，就要考虑剖宫产。如果是臀位，胎儿只是臀部朝下，双脚上举（医学上称为单臀位），产妇骨盆正常，胎儿体重在 3500 g 以下，产程进展很快，没有瘢痕子宫、胎儿窘迫、难产史、脐带先露、妊

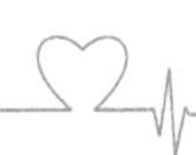

娠合并症等情况，可以在充分堵臀的情况下完成阴道分娩。如果胎儿双脚、单脚、膝关节等在最下面，医学上称为完全臀先露、足先露、膝先露等时，就必须采取剖宫产完成分娩了。当胎位不正时，会因为前羊水囊受力不均而发生胎膜早破，这时一定要在臀下垫一个枕头，抬高臀部，以免发生脐带脱垂。

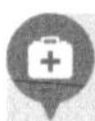

10. 脐带绕颈可以顺产吗?

您首先需要了解胎儿为什么会出现脐带绕颈，主要的原因有：脐带过长，羊水过多，胎儿体形较小，这样胎儿活动范围就大，在子宫里翻转，就会容易导致绕颈。但其实很多情况下，脐带绕颈会自动解锁。脐带绕颈是怀孕期间比较常见的一种现象，脐带绕颈对胎儿影响与脐带绕颈松紧、周数及脐带长短有关。当脐带绕颈周数多、过紧使脐带受牵拉或因宫缩使脐带受压，导致胎儿血液循环受阻，可引起胎儿缺氧，如果不及时处理，会对胎儿的安全造成威胁。在通常情况下，只是单纯的脐带绕颈并不需要选择剖宫产，因为脐带绕颈并不是剖宫产的绝对指征。但是如果脐带过短，或者胎儿出现缺氧的情况时，应该实行剖宫产分娩。

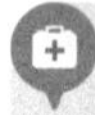

11. 如何提高顺产的概率?

顺产好处多，成为了很多孕妈妈首选的分娩方式(图 2-2)。怎样才能增加顺产的概率呢？首先要定期做好产前检查，及时监测孕妈妈健康情况和胎儿发育，及早发现问题，及早治疗。如果孕 30 周后发现胎位不正，就需要纠正胎位才能提高顺产的概率。其次，孕期要控制体重增长。根据我国首个妊娠体重增长行业标准《妊娠期妇女体重增长推荐值标准》规定，孕前正常体重的单胎孕妇整个孕期体重增加 8.0~14.0 kg 比较合适。如果是孕前低体重、超重、肥胖者，妊娠期适宜增重值分别为 11.0~16.0 kg、7.0~11.0 kg、5.0~9.0 kg。如果整个孕期孕妇体重过度增加（超过上述增长推荐值），就有可能使胎儿体重超标，降低顺产的概率，增加难产、产后出血、剖宫产等的概率。孕期体重过度增加与孕前超重或肥胖、孕期能量摄入、饮食模式、饮食行为、运动等有关。因此，每次产检时应测量孕期体重，同时应在医务人员指导下注意孕期营养摄入、控制体重增长。另外，孕期可以适当运动，比如做孕期体操、孕期瑜伽等，孕期做运动既可消耗能量，控制体重增长，又可减轻身体的不适，伸展会阴部肌肉，有利于顺产分娩。而且做孕期体操可以缓解疲劳和压力，增强孕妇信心。值得注意的是，孕期运动时要根据孕妈妈的具体情况来定，比如说有些高危因素如中央型前置胎盘则需要卧床休息，此时应禁止做运动。另外，运动过程中如有阴道流水、早产等现象时应立即停止锻炼。

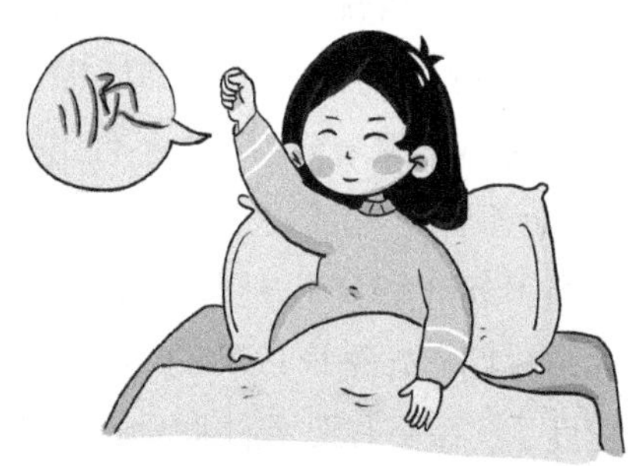

图 2-2　能顺则顺

12. 超预产期多久需要催产？

一些孕妈妈过了预产期还没有临产迹象，这时医生会建议使用催产的方法来促使孕妈妈临产。那么，超过预产期多久需要催产呢？正常情况下，女性平时月经周期规律，妊娠达到或超过 42 周还没分娩就属于过期妊娠，这种情况的出现对于孕妈妈和胎儿的健康都十分不利，不仅可出现胎儿过熟综合征、胎儿窘迫(即胎儿宫内缺氧)、胎粪吸入综合征、新生儿窒息等危险情况，还会引起产妇产程延长、难产率增高、母体手术产率及产伤增加。过期妊娠是很危险的，孕妈妈超过了预产期后就要提高重视程度了，在平时要关注胎动的情况，有异常要马上到医院进行检查。通常情况下过了预产期多久可以考虑催产呢？医生会根据胎盘功能、胎动、胎心监护以及羊水的多少等因素来决定催产的时机。无特殊情况时，怀孕 41 周就要考虑终止妊娠，进行催产。

13. 要生多长时间？

“我爱人什么时候生？要生多长时间？”这是孕妈妈家属通常会问的一句话，其间透着希望与焦虑。分娩时间的长短因人而异，但对于初产妇来说，这个时间是“漫长”的，一般要经历 14~16 小时，经产妇相对要快得多，一般是 6~8 小时，有人甚至更短。产妇的产程一般分为 3 个阶段，第一产程又名宫口扩张期，分为潜伏期和活跃期。潜伏期是指从临产后规律宫缩开始，至宫口扩张达 6 cm。此期初产妇不超过 20 小时，经产妇不超过 14 小时。活跃期是指从宫口扩张 6 cm 至宫口开全。此期宫口扩张速度明显加快，需 1.5~2 小时。第二产程指宫口开全到胎儿娩出，初产妇需 1~2 小时，经产妇一般数分钟即可完成，但也有长达 1 小时者。第三产程是从胎儿娩出后到胎盘娩出，需 5~15 分钟，不超过 30 分钟。分娩后的 2~4 小时，易发生产后出血，产妇需要休息，助产士需要对出血、血压、心率等进行监测。

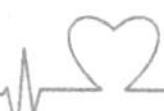

经过如此漫长的等待，您的宝宝就降生了，不过千万别因产程中的疼痛而退缩，放弃阴道分娩，央求医生为您做剖宫产手术。您的宝宝就是经过阴道分娩的“考验”才健壮起来的。在待产过程中，助产士会陪伴在您身旁，仔细观察您的产程进展情况，监测您的胎儿安危，给您讲解分娩知识，为您鼓励和加油！

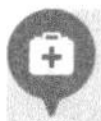

14. 影响分娩的因素有哪些？

影响分娩的因素有产力、产道、胎儿及孕妈妈的精神心理因素。产力包括子宫收缩力、腹肌及膈肌收缩力和肛提肌收缩力。子宫收缩力简称宫缩，它是临产后最主要的产力，腹压是第二产程中胎儿娩出的重要辅助力量，肛提肌收缩力可协助胎儿在产道内旋及胎头仰伸。骨产道是指真骨盆，骨盆腔有 3 个平面，骨盆 3 个平面的大小及形状与分娩有密切关系。子宫下段的形成、宫颈管消失与宫口扩张、会阴体伸展等均可直接影响胎儿顺利通过产道。胎儿大小与胎方位也是影响分娩难易的重要因素。精神心理因素也会影响分娩的全过程，孕妈妈良好的精神心理状态对分娩非常重要。

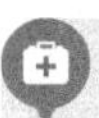

15. 临产后的正常宫缩有哪些特点？

（1）节律性：每次宫缩都是由弱到强，维持一定时间（一般为 30~40 秒），随后由强逐渐减弱，直至消失进入间歇期（一般为 5~6 分钟）。当宫口开全时，间歇期仅 1~2 分钟，宫缩可持续 60 秒。宫缩如此反复，直至分娩结束。宫缩的节律性有利于胎儿适应分娩过程。

(2)对称性：正常宫缩起自子宫的两侧角部，迅速向子宫底中线集中，左右对称，再以2 cm/s的速度迅速向子宫下段扩散，约在15秒内均匀协调地遍及整个子宫，此为宫缩的对称性。

(3)极性：宫缩以子宫底部最强、最持久，向下逐渐减弱，此为子宫收缩的极性，子宫底部收缩力的强度是子宫下段的2倍。

(4)缩复作用：每当宫缩时，子宫体部肌纤维缩短变宽，间歇期肌纤维虽然松弛、变长变窄，但不能恢复到原来的长度，经反复收缩，肌纤维越来越短，这种现象称为缩复作用。缩复作用可使宫腔容积逐渐缩小，迫使胎儿先露部下降，宫颈管逐渐缩短直至消失。

16. 胎儿会不会卡在产道里？

产道就是胎儿娩出时通过的通道，包括骨产道（骨盆）和软产道（子宫下段、宫颈、阴道、外阴和骨盆底软组织）。医生和助产士会重点评估骨盆的情况。有些身材娇小的孕妈妈可能会担心自己骨盆太小生不出来，但其实，一般情况下，骨盆太过狭窄引起胎头无法下降的现象还是比较少见的。只要不是骨盆畸形或者骨盆病理改变（如骨折、结核等），大多数孕妈妈的骨盆都适合阴道分娩。另外，如果宝宝在分娩的过程中受到产道挤压，发生缺氧的情况，产科医生就会进一步判断是不是能快速进行阴道分娩，如果不行，则要立即行剖宫产手术。

17. 分娩时焦虑和恐惧有什么害处？

分娩对于孕妇是一种压力源，会引起一系列特征性的心理情

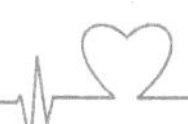

绪反应，常见的情绪反应包括焦虑和恐惧。很多孕妈妈有可能产生焦虑和恐惧情绪，如担心胎儿畸形、胎儿性别与自己期望的不一致、难产、分娩疼痛、分娩中出血、分娩意外等等。焦虑和恐惧的心理状态使机体产生一系列变化并影响分娩的顺利进展。例如心率加快、呼吸急促可导致子宫缺氧而发生宫缩乏力、宫口扩张缓慢等。同时，人体焦虑和恐惧时交感神经兴奋，释放儿茶酚胺，血压升高，可导致胎儿在宫内缺氧。焦虑时，体内的去甲肾上腺素降低，可使子宫收缩力减弱，对疼痛的敏感性增加。

18. 宝宝是怎样从阴道娩出的?

为了顺利从妈妈的阴道内自然娩出，宝宝要在下降中不断随着产道的变化做出各种动作，才能最终让自己顺利地来到世界上。阴道分娩时宝宝有多努力？要经过哪些步骤？下面以左枕前位为例来说明(图 2-3)。

(1)衔接：宝宝头部左右两侧之间最宽部位进入骨盆入口平面，头的最低点接近或达到骨盆坐骨棘的位置，胎儿后脑勺部位(胎头枕骨)在骨盆的左前方。经产妇多在分娩开始后胎头衔接，部分初产妇可在预产期前 1~2 周内胎头衔接。

(2)下降：是胎儿娩出的首要条件，贯穿于整个分娩的始终，与其他动作相伴随。下降动作呈间歇性。宫缩时胎头下降，宫缩间隙时胎头又稍退缩。初产妇因宫口扩张缓慢和软组织阻力大，胎头下降的速度比经产妇慢。

(3)俯屈：当胎头以额头到后脑勺的宽度(枕额径)降至骨盆底时，胎头枕部遇阻力进一步俯屈，使头向下低，下巴接近胸部。胎头此时也用前后最短的距离经过产道(枕下前囟径)，有利于胎

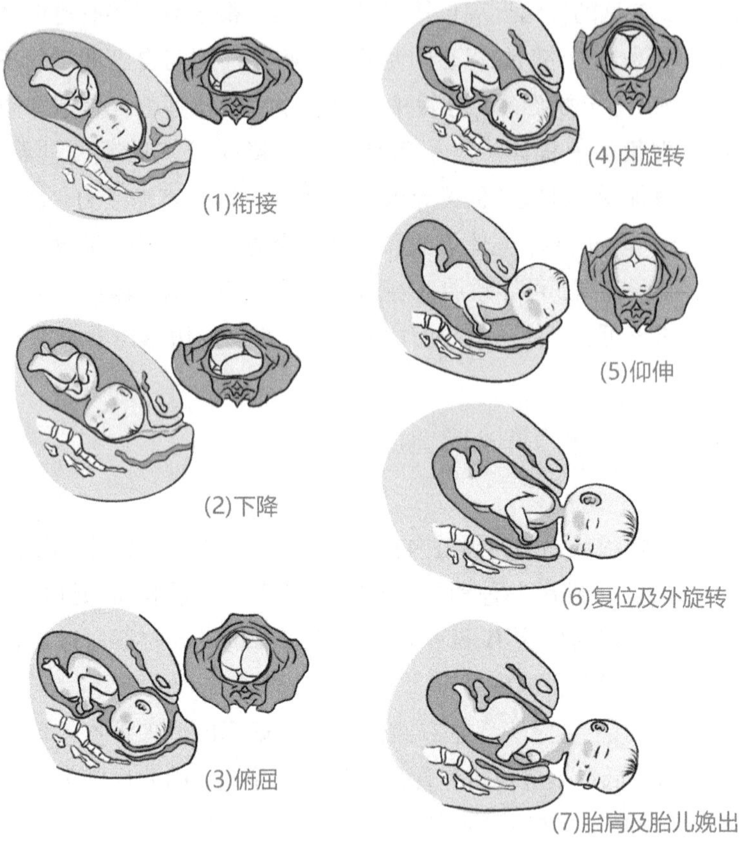

(1)衔接

(2)下降

(3)俯屈

(4)内旋转

(5)仰伸

(6)复位及外旋转

(7)胎肩及胎儿娩出

图 2–3　左枕前位分娩步骤

头进一步下降。

(4)内旋转：胎头为适应骨盆轴而旋转，胎头向前旋转 45°，后囟门转至耻骨弓下方。

(5)仰伸：胎头下降到阴道外口时，宫缩等各种产力共同作用使胎头沿着向下向前的方向转向前，胎头枕骨下部达耻骨联合下缘时，以耻骨弓为支点，使胎头逐渐仰伸，胎头的顶、额、鼻、

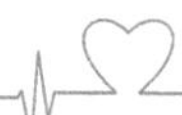

口、颏相继娩出。

(6)复位及外旋转：胎头娩出时，胎儿的双肩径沿骨盆入口左斜径下降。胎头娩出后，胎头枕部向左旋转45°，称复位。胎肩在盆腔内继续下降，前(右)肩向前向中线旋转45°时，胎儿双肩径转成与骨盆出口前后径相一致的方向，胎头的枕部需要在外继续向左旋转45°，使胎头与胎肩保持垂直关系，称外旋转。

(7)胎肩及胎儿娩出：胎头完成外旋转后，胎儿前(右)肩在耻骨弓下先娩出，随即后(左)肩从会阴前缘娩出。胎儿双肩娩出后，胎体及胎儿下肢随之顺利娩出，完成分娩全过程。这时，宝宝终于和您见面了！

19. 第一产程孕妈妈如何做好配合?

第一产程是产程的开始，是从临产开始到宫颈口完全扩张的过程。第一产程时间长，可发生各种异常情况，为了确保您的产程进展顺利，您需要做好如下配合。第一，尽量放松，孕妈妈可选择硬脊膜外阻滞麻醉、音乐镇痛、导乐陪伴等分娩镇痛措施减轻分娩疼痛，通过拉玛泽呼吸法减少分娩恐惧及焦虑等不良情绪，增强分娩信心。第二，由于临产过程中长时间的呼吸运动和出汗，您的体力消耗较大，会出现疲惫感、口唇干燥，应在宫缩间歇或阵痛减轻时用餐，少量多次进食高热量、清淡、易消化的食物，补充液体和能量。第三，临产后因宫缩频繁致出汗较多，加之阴道的分泌物及羊水流出等，常有不适感，应保持会阴部的清洁以增进舒适并预防感染，及时擦汗、更衣、更换护理垫等。此外，临产后，应每2~4小时排尿1次，及时排空膀胱，以免膀胱充盈影响宫缩及胎头下降。

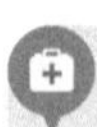

20. 待产过程中要一直躺在床上吗?

我们提倡自由体位待产，因为自由体位能促进胎儿下降，提高宫缩效率，缩短分娩时间，增强分娩时的舒适感和自信心。无禁忌证的孕妈妈们可以尽可能地在产程中根据自我意愿选择舒适的体位。可采用直立体位(坐、站、行走、蹲)、俯卧或侧卧位，这有利于缓解疼痛，促进产程进展。宫缩时还可配合呼吸运动，轻揉腰骶部可缓解不适症状。

值得注意的是，有下列情况之一的不适合自由活动体位或按助产人员嘱咐选择体位待产：①胎膜已破的情况下，胎头高浮或臀位者应卧床，防止脐带脱垂；②并发重度妊娠期高血压疾病者；③有异常出血者；④妊娠合并心脏病者；⑤臀位、横位已出现临产征象者。

21. 分娩时有哪些不同体位选择？各种体位有什么优点?

分娩时，调整产妇不同体位，不仅使分娩方式更加个体化、人性化和自然化，且一定程度上能加速产程进展、促进阴道分娩。目前常用体位大致可分为卧位、坐位、蹲位、站位，结合不同的肢体动作和外界协助又衍生出多种体位。各种体位都有各自的优点，不同体位对分娩产生的影响也不同。

(1)侧卧位(图 2-4)：侧卧于床上，双臀和膝盖放松，在两腿之间放一个枕头，或将上面的腿放于腿架上支撑起来。侧俯卧位(夸张 Sims 体位)是指产妇面向一边侧躺，下面的腿尽可能伸直，上面的腿弯曲呈 90°，用 1～2 个枕头垫起来，身体就像一个

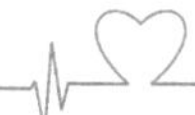

转轴，不完全地转向前方。侧卧体位可避免对骶骨产生压力，在第二产程当胎儿下降时有利于骶骨向骨盆后方移位。如果产程进展较快，该体位的对抗重力作用能使产程变慢。

(2)侧卧位弓箭步：产妇侧俯卧位时，上面的脚用力蹬在面向床站立的陪伴者胯部。宫缩时，陪伴者身体前倾，向产妇的脚轻微用力，使产妇胯部和膝盖弯曲，使产妇的腿保持在更弯曲的位置。该体位通过改变骨盆形状，轻微打开上面的骶髂关节，增大该侧骨盆空间，增加不均倾位或枕后位胎儿的旋转机会，适用于宫颈扩张、胎头下降缓慢、怀疑胎位异常的产妇。

(3)半卧位：产妇坐在床上，可通过升起床背或由陪伴者在背后支撑使上身与床夹角>45°。半卧位可以更好地利用重力优势，增大骨盆入口径线，增加胎儿血氧供应量。其弊端在于该体位对骶骨和尾骨的压力作用可能会抑制骨盆出口的扩大，且如果产妇存在低血压，该体位不合适。

(4)垂直坐位：产妇上身垂直坐于床上、椅子、分娩球上，可由陪伴者提供支撑，或使产妇在分娩球上晃动或摇摆身体，使产妇得到休息。该体位能使产妇减轻骶部疼痛，易于进行骶部按摩。此外，由于借助了重力作用，对活跃期产程进展缓慢的产妇特别有利。

(5)手膝位(图2-4)：产妇双膝着地(戴上护膝)，身体向前倾屈，双手掌或双拳着地支撑自己(若有腕骨病变，后者更好)。手膝位便于阴道检查，易于进行骶部按压和双臀挤压，从而减轻骶部疼痛；允许摇摆、爬行或摇晃，能促使胎儿旋转，增加产妇的舒适感。在第一产程晚期有助于宫颈前唇消退，也有助于枕后位胎儿旋转。

(6)膝胸卧位(图2-4)：闭合式膝胸卧位时，产妇双膝和前臂着地，前臂支撑起身体重量，胸部尽力放低，双膝和双臂放松

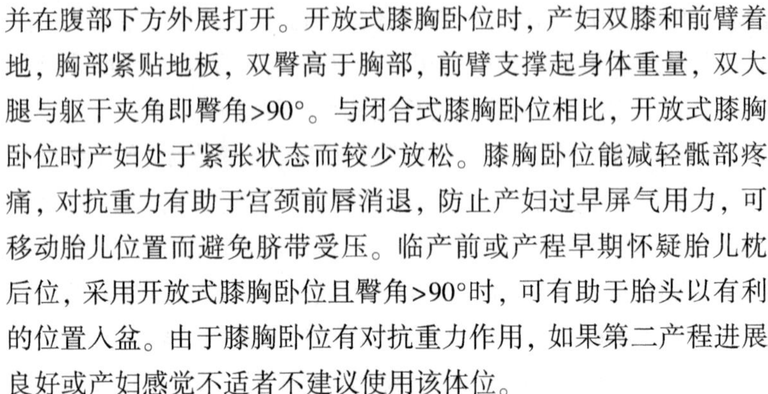

并在腹部下方外展打开。开放式膝胸卧位时，产妇双膝和前臂着地，胸部紧贴地板，双臀高于胸部，前臂支撑起身体重量，双大腿与躯干夹角即臀角>90°。与闭合式膝胸卧位相比，开放式膝胸卧位时产妇处于紧张状态而较少放松。膝胸卧位能减轻骶部疼痛，对抗重力有助于宫颈前唇消退，防止产妇过早屏气用力，可移动胎儿位置而避免脐带受压。临产前或产程早期怀疑胎儿枕后位，采用开放式膝胸卧位且臀角>90°时，可有助于胎头以有利的位置入盆。由于膝胸卧位有对抗重力作用，如果第二产程进展良好或产妇感觉不适者不建议使用该体位。

（7）不对称式直立位：产妇可取坐位、站位或跪位，一侧膝盖和臀部放松，一只脚抬高，与另一只脚不在同一水平面上。产妇试着抬高双腿，比较抬高哪条腿更舒服；感觉舒服的一侧继续抬高，两只脚可以互相替换。该体位可以利用重力加速产程进展，减轻骶部疼痛。当大腿抬高时，其内收肌群的弹力作用可使坐骨产生横向运动，从而增大骨盆出口径线，对于胎儿不均倾位或枕后位的产妇尤其适用。

（8）蹲位（图 2-4）：产妇由站位变为蹲位，双脚平放在地板或床上，同时有陪伴者或栏杆的协助，或有其他方法帮助维持身体平衡。该体位能有效利用重力促进胎儿下降。对于先露偏高或耻骨联合偏低的产妇，第二产程蹲位分娩会使胎先露下降加快，有助于胎头自然矫正。此外，蹲位时产妇双下肢和足均有着力点，可自由降低重心，感觉更舒服，且因符合产妇平时排便习惯，产妇容易掌握用力技巧。但长期蹲位对腘窝内血管和神经持续存在压力，会阻碍血液循环，可能会引起神经性麻痹。建议 1~2 次宫缩后产妇站立一会儿，可以防止发生神经性麻木。

（9）夸张截石位（图 2-4）：产妇仰卧平躺于床上，双腿外展，将双膝拉向肩膀（由自己或其他两人，每人拉一条腿）。当胎儿肩

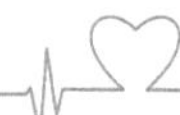

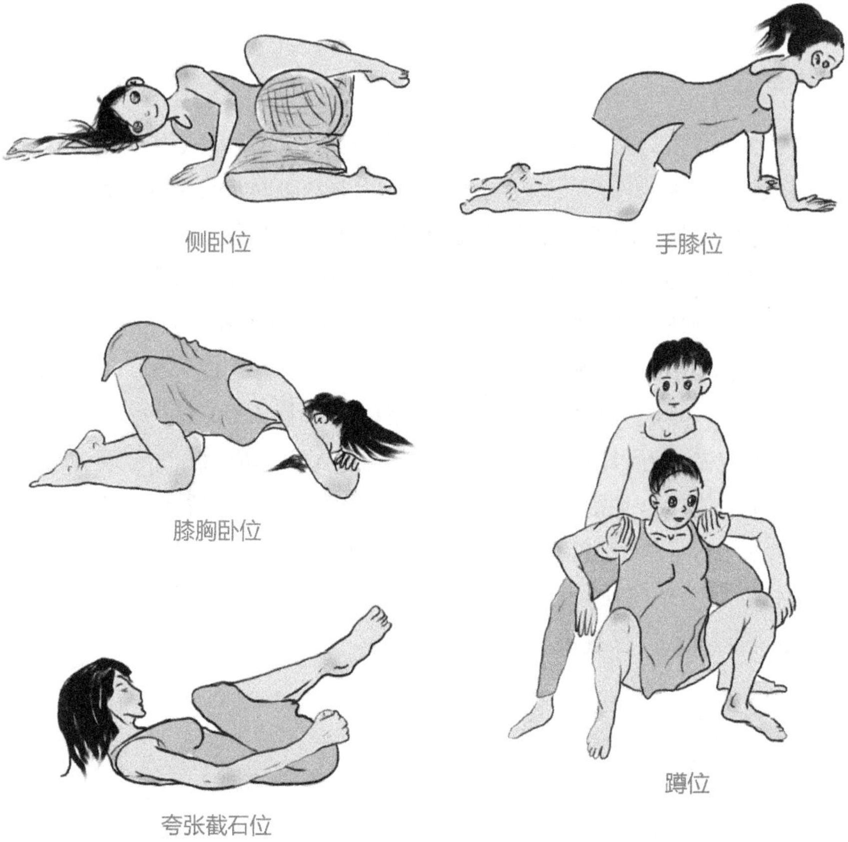

侧卧位

手膝位

膝胸卧位

蹲位

夸张截石位

图 2-4　体位图

膀被“卡”在耻骨联合下，采取任何其他体位不能通过时，该体位很有帮助。朝着产妇肩膀方向向上拉其膝盖，能旋转骨盆后腔，尽力放平骶部，使耻骨联合向着产妇头部方向转动，这样有助于胎儿滑过耻骨联合继续下降。

22. 产程中为什么要补充能量?

一是因为时间长，整个产程长达12~16小时，尤其是第一产程是孕妈妈的持久战，它将近要耗费11个小时，但此阶段也是补充能量的最佳时期。保持充足体力能够缩短产程，顺利分娩，使子宫口尽快扩张，减少产后出血。二是因为孕妈妈睡眠少，由于时间比较长，孕妈妈睡眠、休息、饮食都会由于阵痛而受到影响，可能1~2天无法睡觉，为了确保有足够的精力完成分娩，应尽量进食。三是因为耗能多，正常产程总共消耗6200 kcal热量。相当于跑完1万米所需要的能量。产妇进入产程后就正常进食则还是处于负热卡平衡状态。当进入第二产程后，产妇需要运用腹压将胎儿自母体娩出，则能量的消耗就更加显著。四是进食少，长时间不进食，孕妈妈可处于进行性饥饿状态，血糖降低，会影响子宫收缩和产程进展。

23. 生产时可以吃些什么?

整个分娩过程中产妇体力消耗较大，会出现疲惫感，孕妈妈必须给自己补充液体和能量，待产过程中宜进食高热量、清淡、易消化的食物，尽量少食多餐。食物富含糖、蛋白质、维生素，易于消化。可根据饮食爱好，选择面条、稀饭、零食、牛奶、果汁等食物。如果不能进食而影响产力者，一般会通过静脉输液补充营养、水分、电解质。宫口开全后，尽量补充一些能迅速被转化为能量的食物，如在宫缩间歇期摄入一些果汁、饮料等流质食物，饮料可选择功能性饮料，可以及时地补充体能和热量。还可

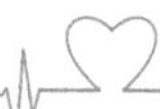

以食用巧克力这种高热量的食物，因为巧克力含有大量的碳水化合物，可以在最短的时间内被吸收，为人体提供大量的热量。如果在待产时发现有胎儿宫内缺氧风险，有可能要行剖宫产时，医护人员会建议暂时不要吃东西，以免手术进行麻醉时发生呕吐，引起窒息。

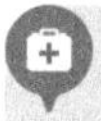

24. 待产过程中破水了怎么办?

一般情况下，胎膜多在宫口近开全时破裂，羊水流出。一旦您发现阴道有水样的液体流出，您要告诉助产士。胎膜破裂后，助产人员会立即听胎心，并观察羊水颜色、性状和流出量。正常羊水的颜色随孕周增加而改变。足月以前，羊水为无色、澄清的液体；足月时因有胎脂及胎儿皮肤脱落细胞、毛发等物质混悬其中，羊水则呈轻度乳白色并混有白色的絮状物。如果宝宝胎头高浮未衔接，这时您要立即卧床休息，同时抬高臀部，以防脐带脱垂；如果破膜超过 12 小时未分娩，医生会给您使用抗生素。

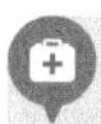

25. 产时什么情况下才可以使用催产素?

只有在分娩没有任何进展的情况下，才可以考虑使用催产素加快阵痛。并且，催产素的使用不是随意根据医生或孕妇的意愿来决定的。如果孕妈妈希望缩短产程或者控制分娩的时间而使用催产素是不可取的。只有以下情况才被允许使用催产素：胎儿已超过预产期 2 周仍不分娩或孕妇身体素质差、宫缩乏力、无法忍受长时间的疼痛等。但如果孕妈妈在医生的判断下需要使用催产素，也不要害怕，因为只要正确合理地使用催产素，在正常用药剂量及速度的情况下，对胎儿及孕妈妈都不会造成危害。催产素的危害主要和错误的用量有关，催产素过多会导致子宫收缩过强或不协调，使胎儿在子宫内缺氧窒息。由于宫缩不协调，不但不能使分娩加快，反而使分娩停顿。在医生为您下达使用催产素的医嘱之前，都会检查您和胎儿的身体状态。

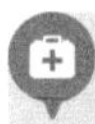

26. 分娩为什么会那么痛呢?

作为疼痛分级中的最高级，分娩疼痛让无数即将迎来分娩期的孕妈妈感到害怕。分娩疼痛是由子宫痉挛性收缩引起的，子宫会如同波浪般一波一波地收缩，这种疼痛会贯穿整个分娩过程。

孕妈妈们在第一产程的疼痛主要来自子宫收缩和宫颈的扩张，疼痛的部位主要在腹部及腰背部，并且会随着产程的进展而越来越强烈。在第二产程的疼痛则主要来自胎头下降时对直肠、盆底的压迫及会阴软组织的扩张。这时候孕妈妈能感受到伴随着疼痛的便意，并不由自主地想要往下用力解出“大便”，这种反应有助于推动胎儿顺利娩出。

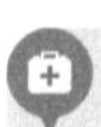

27. 非药物性分娩镇痛有哪些?

(1)呼吸技术：产妇在分娩过程中采取各种呼吸技术，达到转移注意力、减少紧张和恐惧、放松肌肉、提高产妇的自我控制感，减轻分娩疼痛的目的，如拉玛泽呼吸减痛法。

(2)集中和想象：集中注意力和分散注意力有助于缓解分娩疼痛。如子宫收缩时，注视产妇最喜欢的图片可转移产妇对疼痛的注意，缓解对疼痛的感知。利用意念想象，深而慢地进行呼吸，感觉自己像花一样在慢慢地绽放，宫口在慢慢开大。进行自我安慰和自我暗示，如反复自言自语说："我很顺利，我不感觉疼痛。"这些技术可以帮助孕妈妈更好地放松。

（3）音乐疗法［图 2–5（a）］：选择产妇最喜欢、最熟悉、最能唤起愉快情绪的音乐，以舒缓、柔和的曲调为主，通过聆听音乐可以分散产妇的注意力，增加"内啡呔"的释放，增强内源性镇痛的作用。音乐可引导产妇全身放松，如能同时有效运用呼吸法，则可以更好地减轻焦虑和疼痛。

（4）慢舞［图 2–5（b）］：陪伴者双手环腰抱住产妇，产妇的头靠在陪伴者的肩部或胸前，双手下垂，二人随音乐慢舞，并根据音乐的节奏进行呼吸。慢舞有利于骨盆关节的活动，使胎儿更易下降和旋转；音乐及其节奏使产妇感觉舒适；陪伴者给予产妇腰部的压力可以减轻腰部疼痛；如果陪伴者是产妇的爱人，可增加产妇的幸福感。

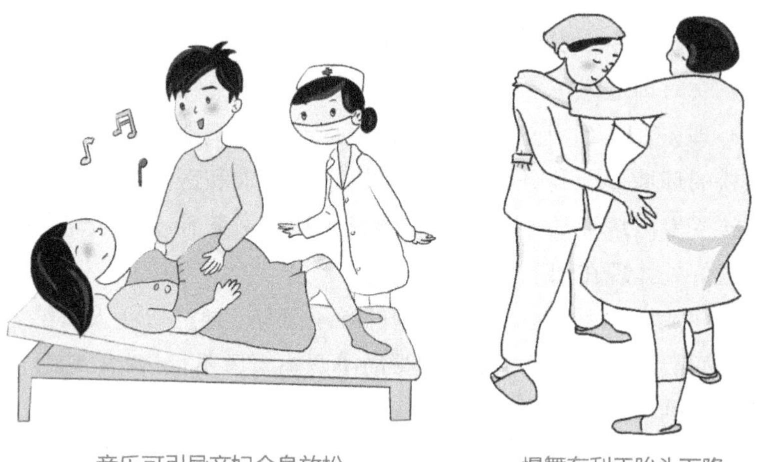

音乐可引导产妇全身放松

(a)

慢舞有利于胎头下降

(b)

图 2–5　音乐疗法和慢舞图

(5)经皮神经电刺激疗法：通过使用表皮层电刺激神经刺激器，持续刺激产妇背部胸椎和骶椎的两侧，使局部皮肤和子宫的痛阈提高，并传递信息到神经中枢，促进体内抗痛物质和内源性镇痛物质产生从而达到镇痛目的。此法是一种简单、有效的止痛方法，对产妇和胎儿没有危害。建议使用无线装置，该装置不会限制产妇活动。

(6)芳香疗法：使用芳香植物的提取物(香精或精油等)，通过嗅吸、涂抹按摩等方法配上舒缓的音乐调节孕妈妈的情绪，使孕妈妈变得平静放松，转移其注意力，增强其对疼痛的耐受程度，以此来缓解产痛。

(7)其他：如导乐陪伴分娩、水中分娩等。

28. 导乐陪伴分娩是什么？

导乐陪伴分娩是指在整个分娩过程中有一个富有生育经验的妇女时刻陪伴在孕妈妈身边，传授分娩经验、给予孕妈妈持续的心理、生理及情感上的支持与鼓励，使孕妈妈能在舒适、安全、轻松的环境下顺利分娩。根据孕妈妈的需求和医院的条件可选择接受专门培训的专职人员陪伴或医护人员陪伴。导乐陪伴分娩的好处体现在如下几个方面。

(1)为孕妈妈提供整个产程的导乐陪伴，通过专业人员给予孕妈妈心理疏导与情感支持，帮助孕妈妈缓解不良情绪，增强阴道分娩的信心。

(2)指导合理营养膳食，保证孕妈妈在整个产程具有充沛的体力，提供适宜的技术与导乐工具有利于产程进展。

(3)指导家属进行科学陪伴，共同参与并享受分娩过程使孕

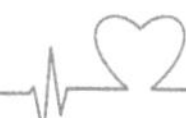

妈妈获得亲情的支持。

(4)导乐陪伴分娩有利于降低剖宫产率，提高阴道分娩率，降低会阴侧切率，减少孕妈妈负面分娩情绪和体验，提高母乳喂养率等。

(5)能很好地减轻疼痛，使宫缩更加协调，体力消耗少，产程中能够及时进食进水，从而增强产力，有效缩短产程。

29. 水中分娩有什么好处?

水中分娩顾名思义，就是在水里生孩子。其定义是：新生儿娩出时完全浸没在水中。水中分娩只是顺产的一种方式，给产妇多了一种阴道分娩方式的选择。水中分娩是通过温热的水流进行柔缓的按摩，缓解孕妈妈紧张、焦虑的情绪。温暖的水有助于消除疲劳，使体内儿茶酚胺分泌减少，子宫血流灌注增加，有利于宫颈扩张。适宜的水温可以减少向大脑传递疼痛信号，使痛感减轻。水的浮力支撑作用使身体及腿部肌肉放松，增加会阴部和软产道的弹性。水的向上托力可减轻胎儿对会阴部的压迫。在温水中还便于孕妈妈休息和翻身，减少孕妈妈在分娩过程中的阵痛。

分娩，是人类繁衍过程中的一个必经过程，生育方式多元化，让人类分娩回归自然，以减少医疗干预，已是一种共识。客观上，水中分娩也起到了降低剖宫产率的效果。

30. 应用分娩球有什么作用?

分娩球(图 2-6)能帮助孕妈妈运动和放松。孕妈妈可以坐在分娩球上摇摆、跪着或站着趴在分娩球上摇摆骨盆，重力叠加运动有助于改变骨盆内胎头的位置，纠正异常胎位；促进胎儿下降，加速产程；增加骨盆灵活性；解除胎头枕部对骶髂关节的压力，减轻骶尾部疼痛等。

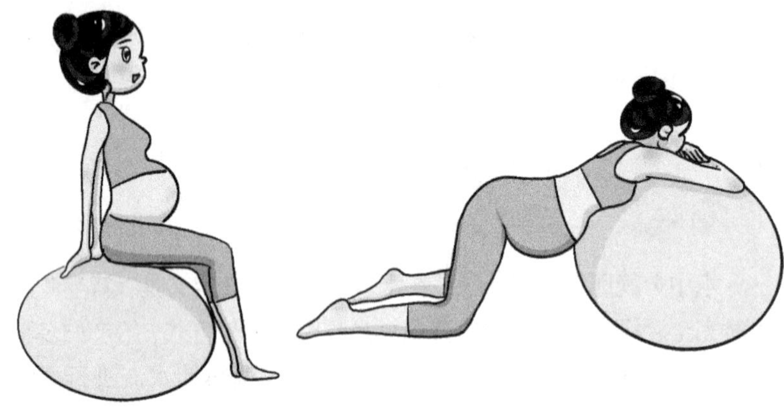

图 2-6　分娩球

31. 什么是拉玛泽分娩减痛法？如何进行？

拉玛泽分娩减痛法，也称心理预防式的分娩准备法。拉玛泽分娩减痛法是在产前孕妈妈(孕 8 个月至分娩)通过对神经肌肉的控制运动，呼吸技巧的训练，把注意力集中在呼吸技巧上，从而转移疼痛，适度放松肌肉，达到加快产程，让胎儿顺利出生的目的。应用拉玛泽分娩减痛法，训练过程中可增强与分娩相关韧带的弹力和力度，同时通过神经肌肉的控制训练，使孕妈妈掌握肌肉的放松技巧，有利于身心调节，保持体力，避免身心疲惫，减少继发宫缩乏力、产后出血的发生。应用拉玛泽分娩减痛法，孕妈妈掌握了呼吸技巧，使其情绪稳定，避免了因过度换气或换

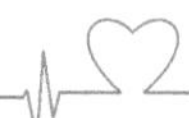

气不足造成的母亲耗氧和胎儿宫内缺氧现象。适度放松肌肉，又可减少体力消耗，保持体力，从而达到顺利分娩的目的。拉玛泽分娩减痛法具体步骤如下。

(1)廓清式呼吸：眼睛注视一个焦点，用鼻子慢慢吸气至腹部膨起，坚持 5~8 秒钟，然后用嘴唇像吹蜡烛一样慢慢呼气，在 5~8 秒钟吐完。

(2)胸式呼吸：较快速的呼吸运动，适用于宫口开大 2~3 cm 时，眼睛注视一定点，由鼻子吸气，由口吐气，腹部保持放松，每分钟 6~9 次吸气和吐气，每次速度平稳，呼、吸气量均匀。

(3)浅而慢加速呼吸：适用于宫口开大 4~8 cm，产痛较严重时。由鼻子吸气，由口吐气，随着子宫收缩增强而加速，随其减弱而减缓。

(4)浅的呼吸：当宫缩强且频率高，宫口开大 8~10 cm 时，微张嘴吸吐(发出“嘻嘻嘻”音)，保持高位呼吸，在喉咙处发音，呼吸速度依子宫强度调整，吸及吐的气量一样，避免换气过度，连续 4~6 个快速吸吐再大力吐气，重复至子宫收缩结束。

(5)哈气运动：用于宫口未开全而有强烈便意感时，以及当胎头接近娩出时，嘴巴张开，像喘息式的急促呼吸。提供安静温馨的环境，孕妈妈可以按自身感到适合的方式呼吸，尽可能深而慢地吸气和吐气，避免过度过快的呼吸，肌肉放松。

32. 音乐疗法对孕妈妈们有什么好处?

音乐治疗的概念是基于古老的跨文化信念，即音乐可以对身心产生“治愈”的作用。音乐作为人类创造的伟大精神财富，在给人以美的感受的同时，还通过生理和心理的作用，影响人的身心

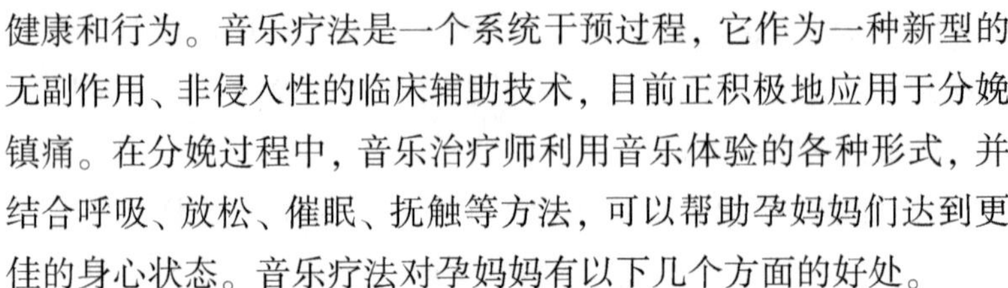

健康和行为。音乐疗法是一个系统干预过程，它作为一种新型的无副作用、非侵入性的临床辅助技术，目前正积极地应用于分娩镇痛。在分娩过程中，音乐治疗师利用音乐体验的各种形式，并结合呼吸、放松、催眠、抚触等方法，可以帮助孕妈妈们达到更佳的身心状态。音乐疗法对孕妈妈有以下几个方面的好处。

(1)有效改善孕妈妈们分娩时的疼痛，降低疼痛2~3个等级，从而减少镇痛药物的使用。

(2)促进孕妈妈们的阴道分娩，减少因分娩疼痛、紧张、焦虑、疲劳等引起的剖宫产。

(3)帮助孕妈妈们放松身心，缓解疲劳，保存体力，减少紧张、焦虑、恐惧等负性情绪，提升分娩体验。

(4)缩短产程时间，提升孕妈妈们分娩的信心和应对分娩的能力。

33. 什么是音乐催眠?

音乐催眠是音乐与催眠的深度结合。开展音乐催眠时，治疗师播放音乐，采用对应场景的催眠语，帮助孕妈妈们注意力高度集中，给其营造一种安全、深度放松的状态。

孕妈妈在待产时往往需要放松和休息来保存体力，这个时候就可以接受音乐治疗师的音乐催眠治疗。当治疗师播放音乐并开始使用语言引导，如："当宫缩来临的时候，鼻子吸气，嘴巴呼气，好好呼吸，将注意力集中在音乐和你的呼吸上……""感受音乐，感受你的呼吸越来越均匀，感觉你的四肢越来越柔软，越来越放松……"孕妈妈们此时应该感受音乐，跟随音乐的节奏和引导语开始调整呼吸，宫缩来临的时候，鼻子吸气，嘴巴呼气，放松身体的其他部分，专注于呼吸这件事情，尽力地配合治疗师进

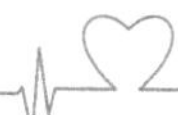

行放松训练。当孕妈妈听音乐放松到想要睡觉的时候，可以自然地睡觉，让身体和大脑得到深度的放松。

音乐催眠可以借助音乐和语言的双重力量，实现身体肌肉、大脑皮层的快速放松，改变大脑意识状态，帮助孕妈妈们建立自信与积极的期待。

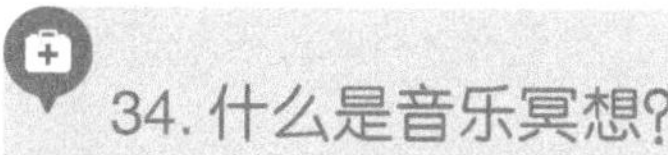

34. 什么是音乐冥想？

冥想是人身心充分放松后的一种想象，这种身体的放松性和敏锐的警觉性相结合的思维状态和身体通过不同方式结合，可以帮助人在负性状态下有一个较大的转变。开展音乐冥想时，治疗师播放音乐并进行语言引导，引导孕妈妈们跟随音乐和引导语放松身体，开始想象。

孕妈妈们的冥想可以与大自然结合，借助音乐进行五官体验联想，让孕妈妈们如身临其境般感受大自然的美好，从而起到放松身心、缓解疲劳的作用。此外，冥想的开展可以根据场景进行不同的变换，如当医生或者助产士做检查时，可以借助音乐开展冥想放松训练，孕妈妈们可以想象自己的子宫逐渐地放松、柔软，通过潜意识控制肌肉放松，使自己在放松的状态下更好地配合检查。

孕妈妈们和宝宝有着强有力的连接，借助音乐，通过冥想与宝宝对话、互动，可以让孕妈妈们体会宝宝和妈妈的交流，感受这种连接的幸福和美好，从而帮助孕妈妈们增强分娩的信心。

除了以上这些冥想内容以外，一切积极的冥想植入都可以运用，帮助孕妈妈们调节身心状态，增强孕妈妈分娩的信心，改善分娩过程中的负性身心状态，从而使孕妈妈们构建更好的分娩应对模式。

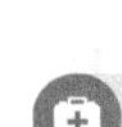

35. 什么是音乐呼吸?

呼吸调节在孕妈妈分娩过程中起到十分重要的作用。音乐呼吸是指在播放音乐的同时，孕妈妈们进行廓清式呼吸，在专注音乐、呼吸并进行自我暗示的基础上，接受治疗师的积极正向引导和呼吸引导。

音乐呼吸的第一步是学会如何呼吸。廓清式呼吸的方法是鼻子吸气，嘴唇吐气。孕妈妈们在呼吸的时候一定要注意呼吸要均匀，速度要慢。第二步是注意力集中，学会如何呼吸之后，要排除其他的杂念，将自身的注意力集中在呼吸上，感受空气从鼻腔流过，通过喉咙，进入气管，进入肺部，再从肺部出来，经过气管、喉咙、嘴巴呼出身体。集中注意力仔细地感受是第二步的关键。第三步是要结合音乐进行呼吸，跟随音乐的节奏，在第二步专注呼吸的基础上，同时感受耳边的音乐。第四步是进行自我暗示，孕妈妈们开展积极的自我暗示，如“我是最棒的妈妈，我是最伟大的妈妈……”“我的每一次宫缩都会让我的身体越来越柔软，我的每一次宫缩都会让我的宝宝离我越来越近……”等一系列积极的心理暗示和自我放松，增强自己面对分娩和疼痛的信心，缓解宫缩时、分娩时的负性身心状态。第五步是接受音乐治疗师的积极引导，音乐治疗师的存在能更好地引导孕妈妈们放松和进行暗示训练，帮助孕妈妈们更好地调整呼吸，从而积极应对分娩。

总的来说，音乐呼吸可以使孕妈妈们保持高度放松和集中注意力的呼吸，将宫缩的负面感受和体验转变为积极、正向的感受，使其能从容地面对宫缩和整个分娩过程。此外，音乐呼吸训练可以从孕期就开始开展，孕妈妈们提前进行音乐呼吸训练，有

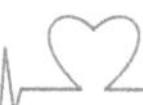

利于在待产和分娩时更有效地调节和控制呼吸，使音乐呼吸达到最佳的效果。

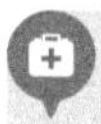

36. 接受音乐疗法时，孕妈妈们应注意些什么？

分娩过程的疼痛在所难免，音乐疗法作为一种非药物镇痛方式，可以有效地缓解孕妈妈们分娩过程中的疼痛，使大家在分娩过程中得到更加安全、优质的服务。孕妈妈们在接受音乐疗法时应注意以下几点。

(1)音乐疗法开展的场所应安静，没有噪声，尽量避免外界的干扰刺激，光线可昏暗。

(2)孕妈妈们可以采用舒适的半坐卧位、卧位、坐位等姿势休息。

(3)若开展音乐疗法时，孕妈妈们发现自己出现抗拒、排斥的心理，甚至出现胎心不稳、宫缩不协调等情况，应立刻告知医务人员，及时停止音乐治疗。

(4)患有精神分裂症、躁狂症、幻想症或重度精神疾病的孕妈妈们不要进行音乐疗法。

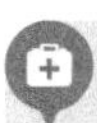

37. 家庭式分娩优势在哪？

家庭式分娩模式改变以往传统分娩模式，即采用“待产—分娩—产后恢复”于一体的房间，满足孕妈妈在待产、分娩、产后恢复不同阶段的需求。

(1)分娩环境更舒适：家庭式分娩的产房将传统单调的产房布局和环境，变为配套齐全、环境温馨、区域独立、设备精良的多功能产房。独立的待产空间，温馨、舒适的环境，给孕妈妈们家一样的感觉，淡化医院的紧张气氛、缓解了孕妈妈的紧张情绪，满足了其生理和心理需求。

（2）分娩模式更先进：家庭式分娩模式以先进的护理模式和国际标准装备来为孕妈妈提供待产、分娩、产后恢复全程跟踪服务。孕妈妈无须辗转于病房、待产室、分娩室多个房间，待产、分娩、产后恢复都可以在家庭化产房完成，其目的就是为了让孕妈妈们得到舒适、安心的分娩体验。

（3）医护专业更放心：在分娩过程中由临床经验丰富的产科医生、助产士、麻醉师、新生儿科医生组成的专业医护团队对家庭式分娩的孕妈妈进行“一对一”的服务。专业团队为孕妈妈定制个体化的产前、产时、产后的医护方案。生产时助产士一对一全程陪伴分娩，她们在产程中能给予最大程度的专业帮助，指导孕妈妈采用正确的呼吸方式，如何进行自由体位待产等，孕妈妈可以选择自己最轻松舒适的待产方式来完成整个分娩过程。

（4）产后服务更贴心：产后乳房按摩服务、婴儿沐浴、抚触、产后指导康复都将在家庭式产房内完成，孕妈妈无须跟宝宝分离，足不出户就能学习到很多带娃技巧。

38. 家庭式分娩允许家属陪产吗？丈夫陪产好不好？

在传统的分娩方式中家属是不允许进入产房陪产的，只能在产房门口干着急，等待分娩结束。现在由于家庭式产房的便利，孕妈妈可以自愿选择一名家属全程陪伴分娩，与孕妈妈共同感受新生命诞生的力量。如果自己愿意，陪伴的家属甚至可以亲自断脐，第一时间感受新生命诞生的喜悦。

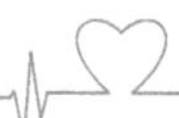

陪伴者可以是丈夫，可以是有分娩经验的长辈、姐妹或闺蜜。但是我们更建议丈夫陪伴分娩，毕竟很多时候丈夫给予的心理、情感支持是其他人不可取代的。一次温暖的握手，一个有爱的眼神都可以让孕妈妈在心理层面处于舒适、安心的状态，从而大大减轻紧张感，提高分娩成功率。同时，目睹孕妈妈的艰辛，听到了宝宝的第一声啼哭，都能帮助准爸爸更快地进入父亲的角色，变得更加有责任感。

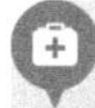

39. 孕妈妈分娩时，准爸爸应该怎样做好陪产？

分娩期，准爸爸的陪伴是其他人所不能取代的。准爸爸的陪产，对于增进夫妻感情、稳定家庭有积极作用。孕妈妈在经历分娩时，准爸爸该如何陪产，帮助孕妈妈顺利分娩呢？

（1）了解相关知识：准爸爸要提前了解有关生产的知识，可以和孕妈妈一起参与孕妇学校的学习，充分了解分娩过程，做好陪伴分娩的心理准备，避免在陪伴过程中手足无措。

（2）准备食物：准爸爸可以准备些方便食用、热量高、符合孕妈妈平时口味的食物，让孕妈妈有足够的体力面对分娩。提前准备足够的温水，并随时询问孕妈妈是否需要补充水分，可以在水杯中附上吸管，方便孕妈妈饮水。

（3）协助如厕：由于孕妈妈在待产的过程中，会因为宫缩阵痛而使得如厕较为困难，准爸爸可以陪同孕妈妈如厕，帮助减少孕妈妈的如厕困难。

（4）协助更换产垫：在待产过程中，孕妈妈的臀部下方会垫上一次性产垫，以保持床单的清洁。准爸爸可以在旁边观察产垫情况，产垫脏了及时更换。

（5）帮助放松：帮助孕妈妈采取各种减痛措施，比如协助孕妈妈更换姿势，或帮助她寻找一种宫缩时能让她转移注意力的方法。可在每次宫缩疼痛时，用赞扬的话语给孕妈妈安慰和鼓励，比如说："你做得真棒！你很伟大！"帮助孕妈妈树立分娩信心。可以采用耳语、握住她的手、抚摸、亲吻、整理散乱的头发等方式给孕妈妈精神心理支持。还可准备一些舒缓的音乐，以缓解孕妈妈的紧张情绪。

（6）按摩：准爸爸可以握拳，以手指背面轻压孕妈妈的背部，可有效缓解孕妈妈疼痛感。通过按摩，能让孕妈妈感到舒服与放松。

40. 药物性分娩镇痛的主要方式有哪些？

（1）硬膜外阻滞镇痛：硬膜外阻滞镇痛就是俗称的"无痛分娩"，又称"腰麻"（图 2-7）。因为其药物浓度低、操作性强、安全性高、效果也比较理想，已成为近年来运用最广泛的药物性分娩镇痛方式。硬膜外阻滞镇痛是通过镇痛泵持续予以小剂量、低浓度的麻醉药，在镇痛的同时，可以减轻对运动神经的阻滞，保持孕妈妈的活动能力，减少尿潴留。

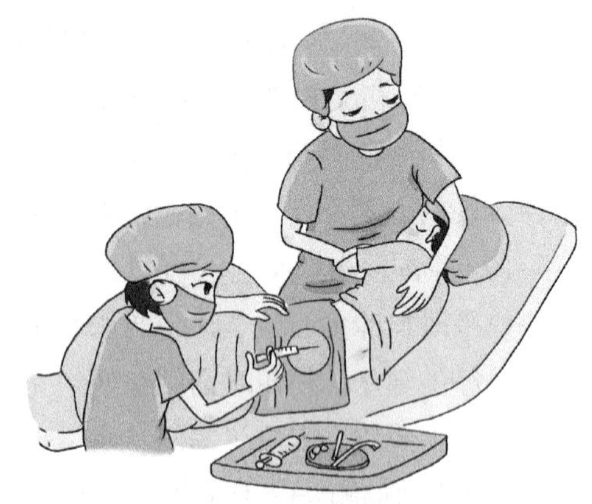

图 2-7　无痛分娩

（2）腰硬联合阻滞镇痛：腰硬联合阻滞镇痛可以加速镇痛效果，降低体内儿茶酚胺的含量，加强宫缩，降低分娩阻力。通过

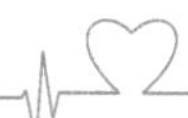

对比腰硬联合麻醉和硬膜外麻醉在无痛分娩中的效果，腰硬联合麻醉可以获得更好的镇痛效果，能够降低剖宫产率及并发症发生率。

（3）笑气吸入性镇痛：笑气吸入性镇痛使用的麻醉药是一氧化二氮，这是一种无色、有甜味的气体，是毒性最小的吸入性全麻药，30~45 秒就可以产生镇痛作用，也称"笑气"。它的使用方法很简单：孕妈妈通过面罩，在每次宫缩开始前马上吸入"笑气"来达到镇痛效果。"笑气"代谢快速，不会在孕妈妈和宝宝体内积蓄，不会引起新生儿呼吸抑制，安全性高。但有调查表明，有5%~40%的孕妈妈在使用过程中有恶心、呕吐等不适症状。

（4）其他方式：除了上述镇痛方式外，还有静脉、肌内注射镇痛方法，但是因为药物能够通过血液循环影响到胎儿，因此多作为辅助或补充用药。

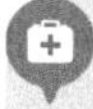

41. 那些关于药物性分娩镇痛的误区有哪些？

误区 1：药物性分娩镇痛会对胎儿造成影响。

经常有孕妈妈和家属因为担心使用药物性分娩镇痛会给宝宝带来不良影响，如影响智力等，从而拒绝使用药物性分娩镇痛。其实，药物性分娩镇痛所使用的麻醉药剂量是经过严格控制的，最终通过胎盘进入胎儿体内的药物量几乎可以忽略不计，并不会对胎儿造成影响。同时，由于药物性分娩镇痛极大地减轻了分娩疼痛，进而能够有效降低胎儿发生宫内窘迫的概率，减少胎儿酸中毒的风险。此外，药物性分娩镇痛所使用的麻醉药剂量，实际上远远低于剖宫产时使用的麻醉药剂量。剖宫产使用的麻醉药尚且对胎儿无害，更不用说药物性分娩镇痛会对胎儿造成不良影响了。

误区2：打了“无痛”后会有腰部酸痛的后遗症。

部分新手妈妈表示，自己在分娩后会有腰痛、腰酸的情况，是因为打了“无痛”导致的。其实不然，进行穿刺的部位在分娩后早期可能会有一点疼痛，但是生产后长期的慢性腰痛是由于漫长孕期中孕肚的压迫、不正确的喂奶姿势和辛苦的育婴生活导致的，与进行药物性分娩镇痛并无关系。

误区3：“无痛分娩”能够适用于所有孕妇。

并不是所有孕妈妈都适合使用“无痛分娩”，一些孕妈妈因为自身原因，如有腰椎间盘突出、腰椎受过伤、血凝指标不合格、存在潜在的感染源等问题，都不适合使用“无痛”。具体能不能用，麻醉医师会根据孕妈妈具体的身体情况再作出专业的判断，但是大部分孕妈妈的身体素质都是能够进行“无痛分娩”的。

误区4：使用药物性分娩镇痛后会让产程进展很慢。

使用药物性分娩镇痛后确实会对产程进展速度有一定的影响，主要是第一产程时间可能会因此略有延长。但是相比无法忍受的分娩疼痛来说，多等待一段时间用于补充能量或养精蓄锐，还是很值得的。

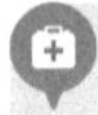

42. 生产时是否需要全程佩带胎心监护仪?

在第一产程待产时一般每半小时或一小时检查一次胎心，当胎心正常，则不必全程佩带胎心监护仪。但当胎动不好、胎儿监护检查结果有异常或母亲有高危因素可能会出现胎儿宫内缺氧风险时应持续进行胎心监护，来监测胎儿宫内安危，便于及时发现异常及时处理。目前，有一种无线胎儿监护仪，可以通过无线电波发送信号，不会影响产妇的起床活动。当宫口开全进入第二

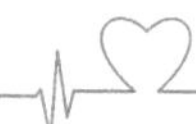

产程后，由于胎头受到骨产道、盆底软组织的压迫，胎儿心率会有变化，所以医生和助产士每隔 5 分钟就会给产妇监测一次胎心，一般情况下会持续进行电子胎心监护直至胎儿分娩。

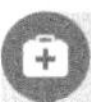

43. 宫口开全后为什么会有大便感?

宫口开全后，每次宫缩时，前羊膜囊或胎儿先露部压迫骨盆底组织及直肠，反射性地引起排便动作。孕妈妈会不由自主地用力，表现为主动屏气，喉头紧闭向下用力，腹壁肌及膈肌收缩使腹内压增高，促使宝宝娩出。但过早使用腹压易导致产妇疲劳、宫颈水肿，可使产程延长，应在助产人员的指导下用力。

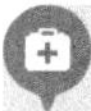

44. 分娩时如何屏气用力?

首先，孕妈妈要知道屏气用力的动作是要在医生或助产士检查确定宫口开全后才能进行的，这时孕妈妈会产生明显的便意，会不由自主地向下用力。宫口全开后按照以下方式屏气用力。

(1)姿势准备(图 2-8)：用力之前要两手抓住产床两边的把手，双腿尽量打开，双脚蹬在产床上。

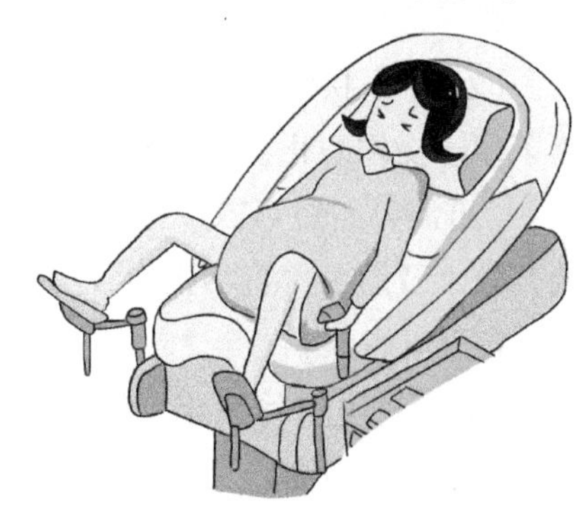

图 2-8　姿势准备

(2)宫缩期：呼吸与用力相互配合，宫缩时开始用力，然后深吸一口气屏住，收紧腹部，使腹肌和膈肌收缩，像拉大便一样向下用力，向肛门方向使劲。若您一次用力之后宫缩未停止，应立刻吐气，并重新吸气再次用力。

(3)宫缩间歇期：此时应呼气，使全身肌肉放松，可以变换姿势，适当休息，保存体力。当宫缩再次出现时，再按照(2)的方式屏气，如此反复。

(4)分娩全程：孕妈妈在分娩整个过程都要听从指挥，配合医生，而不是自己盲目用力，这也是很重要的一点。

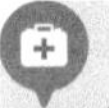

45. 顺产一定要会阴侧切吗?

顺产不一定要会阴侧切。会阴侧切是指在胎儿娩出的过程中，对会阴部的阴道侧壁进行切开，这一操作的目的是扩大阴道口，缩短产程时间，促进胎儿尽快娩出，并避免盆底肌、阴部的严重损伤等。若孕妈妈在分娩过程中出现了会阴侧切的相关指征，为保护孕妈妈及胎儿的安全，医生将建议进行会阴侧切。会阴侧切的相关指征如下。

(1)估计会阴裂伤不可避免，如会阴弹性差、会阴部有炎症、水肿或瘢痕形成等。

(2)需要手术助产时，如产钳术、胎头吸引术及臀位助产时，为了便于操作防止会阴裂伤，大多数孕妈妈必须进行会阴侧切。

(3)需要缩短第二产程，如胎儿宫内窘迫，孕妈妈宫缩乏力，胎儿较大及胎头位置不正导致第二产程延长者，孕妈妈合并心脏病、高血压病等。

(4)早产儿身体虽小，为预防早产儿因会阴阻力引起颅内出血，有必要会阴侧切。

若孕妈妈没有会阴侧切的相关指征，一般情况下是不需要会

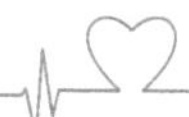

阴侧切的。会阴侧切是一项简单、安全的操作，切口一般不大且非常整齐，在会阴切开前会实施局部麻醉，所以切开时不会感觉到疼痛。分娩后会尽快进行缝合，所以伤口愈合得也会比较整齐，不会有太大的瘢痕。因此，无论您在分娩时是否进行会阴侧切，都无须感到害怕。

46. 什么是胎儿窘迫？发生胎儿窘迫应该怎么办？

胎儿窘迫是指在胎儿期因为各种原因使得孕妈妈和胎儿血流之间的气体交换发生障碍，导致胎儿急性严重缺氧、高碳酸血症、严重的代谢性或混合性酸中毒、中枢神经系统和呼吸循环系统受抑制，危及胎儿健康和生命。主要的表现有胎动减少、胎心率异常、羊水胎粪污染等征象，严重者可导致胎死宫内。当胎儿窘迫发生时，医生会采取措施改善胎儿宫内缺氧情况，主要包括：①吸氧，提高母体血氧含量，改善胎儿血氧供应；②改变体位，孕妈妈可采取左侧卧位，消除右旋子宫对腹主动脉及髂动脉的压迫，恢复子宫正常灌注量；③抑制宫缩，如遇到强直性子宫收缩时，会立即停用缩宫素，必要时会应用宫缩抑制剂；④如果孕妈妈宫口已经开全，助产人员会立即娩出胎儿进行抢救。孕妈妈待产时，如果短时间内不能阴道分娩，胎儿监护出现频繁晚期减速或重度变异减速，医生会建议立即行剖宫产术。

47. 什么是产后出血？引起产后出血的原因有哪些？

产后出血是指胎儿分娩出后 24 小时内阴道流血量超过 500 mL，俗称产后大出血或产后血崩。产后出血是分娩期严重的并发症，位居我国产妇四大死亡原因之首。常见的引起产后出血的原因有以下几点。

(1)子宫收缩乏力：这是产后出血最常见原因，子宫收缩乏力可因全身因素和子宫局部因素导致。全身因素有：产妇精神过度紧张，对分娩恐惧；临产后过多使用镇静药、麻醉药；产妇体质虚弱或体力衰竭；合并有全身性疾病等。局部因素有：剖宫产史、子宫肌瘤剔除术后、子宫穿孔等子宫手术史，或产次过多、急产等造成子宫肌纤维受损；多胎妊娠、羊水过多、巨大胎儿导致的子宫肌纤维过度伸展；另外还有子宫肌纤维发育不良，如妊娠合并子宫肌瘤或子宫畸形等都可引起子宫收缩乏力。

(2)胎盘因素：胎盘因素导致的产后出血有胎盘滞留、胎盘植入、胎盘部分残留。指胎儿娩出后，胎盘多在15分钟内排出，若超过30分钟仍未娩出，就称为胎盘滞留。部分胎盘小叶、副胎盘或部分胎膜残留于宫腔，也会影响子宫收缩而出血。

(3)软产道裂伤：软产道裂伤也是产后出血的另一大原因。常见原因有：外阴组织弹性差，子宫收缩力过强、急产、产程进展过快、软产道未经充分扩张；巨大儿分娩；阴道手术助产；宫颈或阴道穹隆部裂伤未能及时发现等；软产道静脉曲张、外阴水肿等。常见的软产道裂伤有会阴、阴道宫颈裂伤，裂伤严重者可深达阴道穹隆、子宫下段甚至盆腔等导致大量出血。

(4)凝血功能障碍：产后大出血还有可能是全身凝血功能障碍引起的。如妊娠合并凝血功能障碍性疾病，如原发性血小板减少、再生障碍性贫血、重症肝炎等。

您分娩的整个过程都有专业的医护人员陪同在侧，即便真的发生了产后出血，也不要害怕、焦虑，请相信这些医护人员会竭尽全力保证您和胎儿的安全。

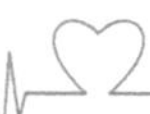

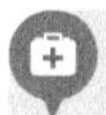

48. 如何预防产后出血?

总的来说，您在孕期加强围生期保健，严密观察及正确处理不稳定因素，可有效降低产后出血的发生率，具体的预防方法如下。

(1)加强孕前及孕期保健工作，对有凝血功能障碍和可能影响凝血功能障碍疾病的孕妈妈，应积极治疗后再受孕，必要时应于早孕时终止妊娠。

(2)具有产后出血危险因素的孕妈妈，如贫血、血液系统疾病或其他异常情况时，应及时治疗、纠正。如果是双胎、羊水过多、患有妊娠合并高血压综合征或以前有产后出血史的，应提早住院分娩。

(3)增加对生育知识的了解程度，帮助您消除顾虑。孕妈妈在子宫收缩间隙时要积极地休息和饮食，避免体力过度消耗，分娩时不要紧张焦虑，放松自己，树立信心，配合助产人员，采取正确的待产方式，使自己能够顺利地分娩。

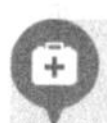

49. 产后 2 小时应注意什么?

阴道分娩后产妇需要在产房观察 2 个小时，助产士会注意您的子宫收缩、宫底高度、膀胱充盈情况、阴道流血量、会阴、阴道有无血肿等，并测量您的血压和脉搏。助产士会挤压您的宫底排出积血，并给予子宫收缩剂。在这段时间您如果自觉有肛门坠胀感，应及时告诉助产士或医生，排除有无阴道壁血肿。产后应及时更换床单及会阴垫，更衣，可进食清淡、易消化食物，帮助恢复体力。产后初期，产妇虽身体上感到疲惫，然而情绪上会相当兴奋，若宝宝情况稳定，您应尽早与新生儿开始互动，鼓励亲子间皮肤与皮肤的接触，在产后1小时内进行早吸吮(图2-9)。

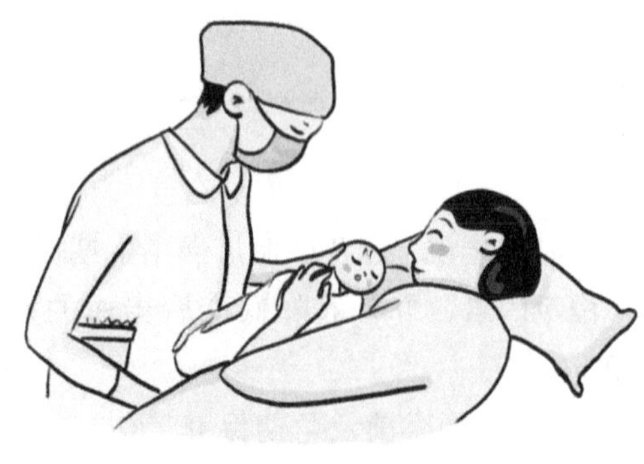

图2-9 分娩后早吸吮

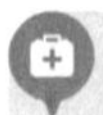

50. 分娩后多久应排小便?

分娩后排小便的时间与孕妈妈的分娩方式有关。

(1)孕妈妈若为阴道分娩，一般来说，产后4小时内，应尽快排尿。若产后4小时未排尿或第1次排尿尿量少，如果膀胱充盈，有尿潴留，可影响子宫收缩，导致产后出血。但若在分娩过程中不顺利，会出现排尿困难，如排不出尿或尿不干净。原因是：孕妈妈在分娩过程中，胎儿长时间压迫膀胱，膀胱黏膜水肿，张力下降，收缩力差，且会阴伤口产生疼痛，对排尿有恐惧心理，从而造成腹壁松弛，张力下降，排尿无力的情况。如果出现排尿困难，首先要解除担心排尿引起疼痛的顾虑，可以坐起排尿，也可以采取其他措施来促进排尿，比如听流水声，用温开水冲洗尿道外口周围诱导排尿；热敷下腹部，按摩膀胱刺激膀胱肌收缩等措施促进排尿，防止尿潴留。

(2)孕妈妈若为剖宫产，在产后24小时有留置导尿管，是不需要自己排尿的。一般在产后24小时需要拔掉导尿管，之后间隔2小时排尿一次，因为此时刚刚拔除尿管，所以排尿时会有疼痛感，但如果不按时排尿，也容易引起尿潴留。

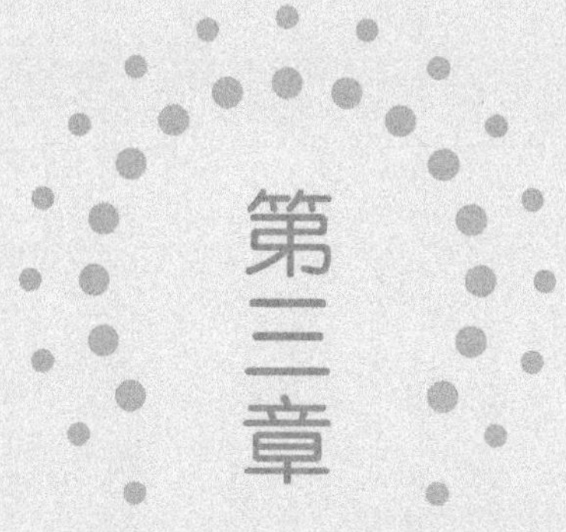

第三章 新生儿护理篇

恭喜您，成为妈妈了！初为人母，在迎接宝宝诞生的时候，您会感到特别的兴奋和紧张。父母角色的转变、生活状态的改变，可能使您感到无所适从。照顾新生儿对新手爸爸妈妈来说不仅是心理上的一大挑战，同时也是一件技术活。没有经验的新手爸爸妈妈常常感到手忙脚乱。因此，学习相关养育知识，对新手爸爸妈妈们来说是一节重要的必修课。新生儿有哪些特点？怎样护理新生儿？等等。这些问题您和您家人有可能会遇到，下面一一为您解答。

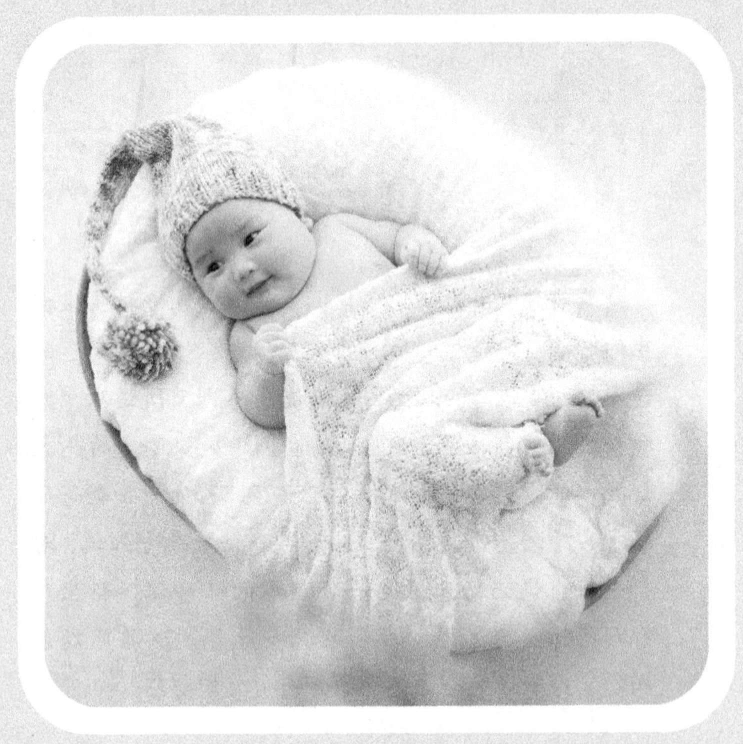

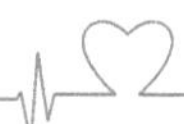

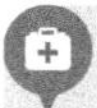

1. 什么是新生儿？新生儿正常体重范围是多少？

新生儿是指从出生脐带结扎后直至28天内的婴儿。

（1）根据胎龄分为以下几类。

①足月儿，指胎龄满37周至不足42周的新生儿；

②早产儿，指胎龄<37周的新生儿，又可将早产儿分类为晚期早产儿（34～36^{+6}周）、中期早产儿（32～33^{+6}周）、极早产儿（≤28～31^{+6}周）和超早产儿（<28周）；

③过期产儿，指胎龄≥42周的新生儿。

（2）根据出生体重分为以下几类：

①正常出生体重儿，是指出生体重2500～4000 g的新生儿；

②低出生体重儿，是指出生体重小于2500 g的新生儿；

③极低出生体重儿，是指出生体重小于1500 g的新生儿；

④超低出生体重儿，是指出生体重小于1000 g的新生儿；

⑤巨大儿，是指出生体重大于4000 g的新生儿。

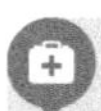

2. 刚出生的宝宝长什么样？

大部分刚出生的宝宝都有一个“丑萌丑萌”的阶段，宝宝看起来又红又皱，在外观上还有很多“奇怪”的特征。宝宝头较大，头与全身的比例约为1∶4，而成年人的比例为1∶8。产道挤压后头部可能会变形，有的还因为局部水肿形成产瘤，一般需要经过1～2个月会自行吸收，妈妈们不必担心。有的宝宝头发很茂盛，有的却十分稀疏。由于头骨尚未完全封闭，妈妈可以在宝宝的头部摸到软软的前、后囟门。

因为产道的挤压，宝宝的脸和眼睛可能有些肿，小脸蛋也不太对称，一般2~3天后水肿就会消失。宝宝耳朵也皱皱巴巴的，鼻梁也可能是扁平的，鼻尖上还有针尖样大小的黄白色小点。皮肤非常薄，颜色发红，被一层白色的物质所覆盖，俗称胎脂。全身覆盖着一层软软的绒毛，背上较多，我们称为“毳毛”，多数在几周内自然脱落。有的宝宝屁股、后背、大腿等地方还会出现青紫色或者蓝色的像淤青一样的斑块，这就是我们常说的“蒙古斑”，大部分会在宝宝1岁左右自行消失。

由于子宫内的空间限制，胎儿都是以双手紧抱在胸前，双腿蜷曲的姿势出生的（图3-1）。出生后，身体虽然会逐渐伸展开，四肢仍会在一段时间内保持蜷曲，小手也会保持一段时间的握拳姿势。

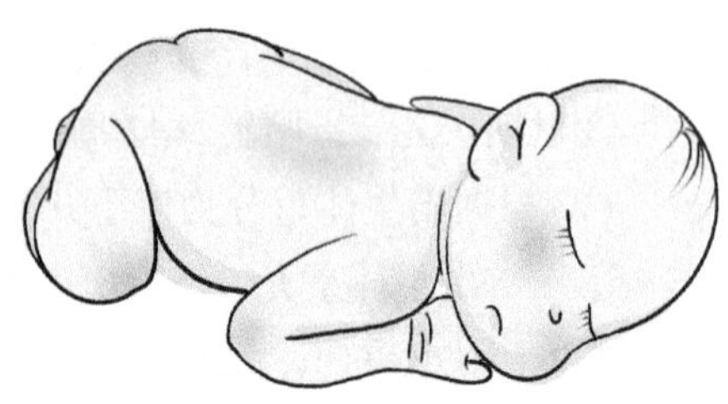

图3-1　新生儿

3. 月子里的宝宝能看多远?

刚出生的宝宝，由于视网膜发育不全，看到的眼前的世界是模糊的。只有在15~20 cm范围内的物体才看得清晰，比如：当宝宝躺在妈妈怀里吸奶，基本只能看清妈妈的乳房，而看妈妈的脸是模糊的，虽然如此，但宝宝对看到的东西有自己的喜好，宝宝们最喜欢看的是人脸，并且在妈妈和陌生人的脸之间更喜欢看妈妈的脸。这个时期，由于宝宝眼球的结构发育还不完善，强光往往会造成视网膜的损伤，影响日后视力的发育，还容易造成散

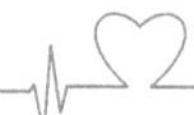

光，所以，要避免强光直接照射，减少对宝宝眼睛的刺激。

宝宝能辨识的色彩也很少，除了黑与白，唯一能看到的是红色。因此，爸爸妈妈如果想要刺激宝宝的视觉，促进宝宝视力发育，可以用一些黑白卡片或红色的物品来锻炼宝宝。

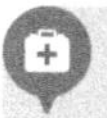

4. 月子里的宝宝能听到大人说话吗?

宝宝的听力发育得很早。还在妈妈肚子里的时候，宝宝就能听到声音了。但是，月子里的宝宝听觉灵敏度比较差，正在睡觉的宝宝只有听到较大的声音时，才会惊醒啼哭。有意思的是，宝宝对声音同样是有喜好的，宝宝非常喜欢听人说话的声音，尤其喜欢听爸爸妈妈的声音。

宝宝的听觉发育并不是一出生就达到了成人的水平，而是逐渐成熟、完善的。在这一段时间里，爸爸妈妈们应尽可能多与宝宝说话，给宝宝听各种各样柔和的声音，比如自然界的声音、轻音乐，来刺激宝宝的听觉器官，为以后语言的发展打下基础。

有些宝宝对较大的声响没有反应或者反应不够强烈，爸爸妈妈不必担忧，事实上，用生活中的声音进行判断不能完全说明问题。若爸爸妈妈怀疑宝宝听力有问题，建议去医院接受听力学检查及医学评估。

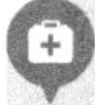

5. 月子里的宝宝触觉、嗅觉、味觉灵敏吗?

新生宝宝感觉器官的发育是不平衡的，视觉、听觉不发达，但触觉、嗅觉、味觉相对较灵敏。嘴唇和小手是宝宝触觉最灵敏的部位，宝宝喜欢质地柔软的东西，喜欢吸吮自己的手指，也很喜欢被毯子包裹，更喜欢爸爸妈妈双手温柔的抚摸，带给宝宝一种安全感和舒适感。另外，爸爸妈妈温暖的怀抱也能够刺激宝宝的生长发育，哪怕是宝宝长大后，爸爸妈妈的拥抱、亲吻，仍然会让他感到很强的安全感。

新生宝宝的嗅觉和味觉可以让他将母乳和其他食物区分开，母乳喂养的宝宝在两周大的时候能分辨出妈妈身上的气味。宝宝天生就喜欢甜味，比起白开水，宝宝更喜欢母乳。

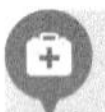

6. 新生宝宝怎么抱?

宝宝在母体内，有温暖的子宫和羊水孕育，有一个非常舒适的状态。当宝宝来到新手爸爸妈妈面前，新手爸爸妈妈大多时候因缺乏经验，还有些紧张，抱宝宝的时候，会让宝宝感到不舒适，爸爸妈妈也很累。下面一起来学习怎么抱宝宝(图3-2)。

(1)手托法：用左手托住宝宝的头、颈、背部，右手托住宝宝的小屁股和腰。这种方法适合把宝宝从床上抱起或放下时。

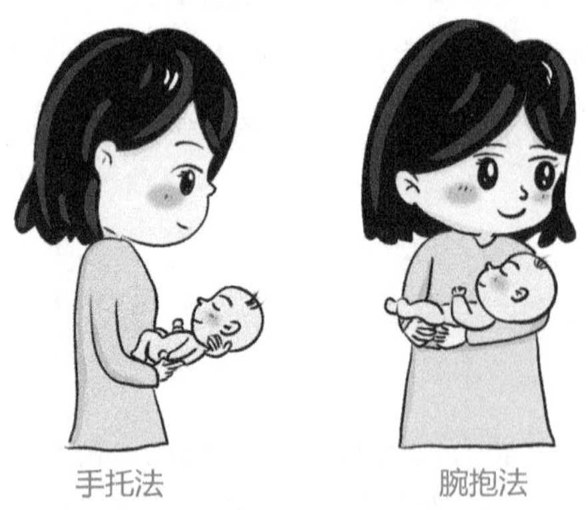

图3-2　抱宝宝的正确姿势

(2)腕抱法：先将宝宝的头放在左臂弯里，让宝宝的头枕在肘弯上，左腕和左手托着宝宝的背和腰，然后右手臂伸到宝宝的腰背部，用右手托着宝宝的腰和小屁股。这是比较常用的一种方法。

重要提示：出生后1~2个月的宝宝，肌肉、骨骼还没有发育好，尽量不要笔直地竖着抱宝宝，因为宝宝的头占全身长的1/4，头的重量和比例都相对比较大，竖着抱宝宝时，宝宝头部的重量会全部压在颈椎上。横抱在臂弯中时，要掌握好两个重心，一只手托住宝宝的头颈部分，另一只手要托住臀部、腰部，使宝宝的头、颈、肩呈一条直线，这样宝宝就安全了。

7. 如何给宝宝裹襁褓?

襁褓对于新生宝宝来说十分重要，它就如同妈妈的子宫一般，不仅有保暖的作用，还能带给宝宝安全感，起到安抚的作用。但是，裹襁褓看似简单，其实也是有技巧的，裹得过松起不到保暖作用，裹得过紧让宝宝不舒服，若襁褓盖住口鼻影响呼吸还可能引起意外发生。那么，爸爸妈妈们一起来学习正确裹襁褓的方法吧(图3-3)!

第一步：把襁褓平铺在床上，呈菱形放置，把朝上的一角反折。把宝宝放在襁褓的中央，注意把宝宝的肩膀放在与反折处齐平的地方。

第二步：把宝宝左侧的襁褓一角拉起，绕过左肩，裹住胸口，拉向宝宝的右侧，多余的部分掖在宝宝身下。

第三步：把宝宝腿下方的襁褓拉到宝宝右侧肩膀处，裹住右肩，多余的部分平整地掖在身下。

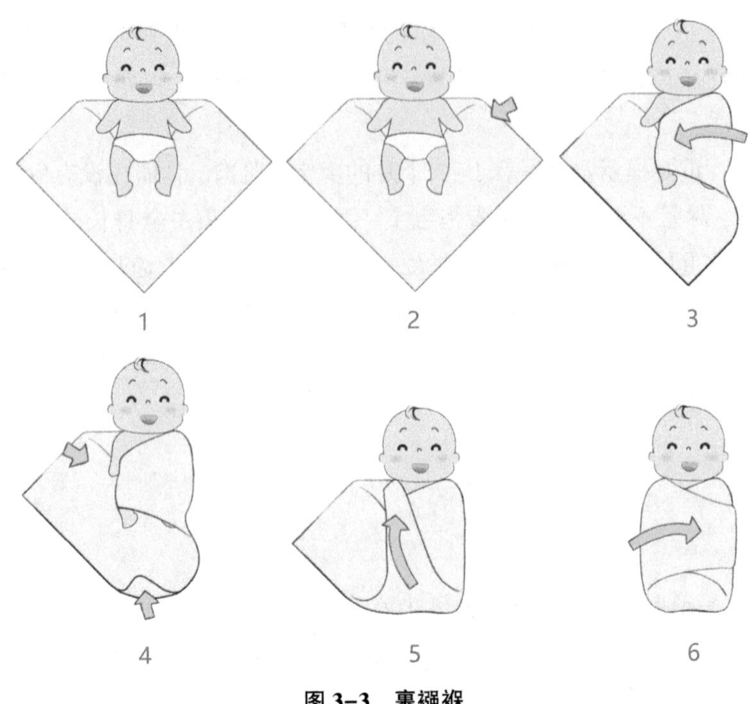

图 3–3　裹襁褓

第四步：把宝宝右侧的襁褓一角拉起，绕过前胸，向左侧折叠，多余的部分掖在身下。

第五步：检查宝宝的手、脚是否留出足够的活动空间。

爸爸妈妈应注意，裹襁褓时留心观察，不要让宝宝过热，若发现宝宝后颈、背出汗，小脸通红时，要及时松解襁褓，检查是否包裹过紧或襁褓太厚。裹好襁褓后可以使用一根宽宽的绑带固定襁褓，但不可以用长长的绳子一圈圈地裹住宝宝，这并不能预防“罗圈腿”，反而会影响宝宝骨关节的生长发育。

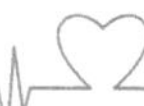

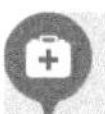

8. 宝宝身上的胎脂需要清除掉吗?

宝宝刚出生时，身上或脸上总是覆盖着一层奶白色、油腻的脂肪类物质，尤其是脖子、腋窝、腹股沟等皮肤皱褶的地方，堆积着厚厚的一层，这种物质叫做胎脂。胎脂是宝宝皮肤的保护层，它可以减少宝宝皮肤散热，起到保温的作用，还可以抵御外界细菌的感染。大多数胎脂在宝宝出生 1~2 天后会被皮肤自然吸收，所以，不需要刻意去清洗，更不能用硬物去刮除，以免损伤宝宝娇嫩的皮肤。

但是有些新生儿在出生后较长时间，胎脂没有自行吸收，而是越积越多，尤其易堆积在皮肤皱褶处，如脖子、腋下、腹股沟。如果不及时清除，可能会损伤宝宝皮肤，给孩子带来不适，爸爸妈妈可以用纱布蘸润肤油帮宝宝轻轻擦拭，除去胎脂，要注意动作轻柔。

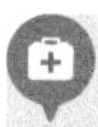

9. 为什么刚出生的宝宝眼睛会有“斜视”?

有些爸爸妈妈会发现宝宝眼睛有“斜视”，甚至有些看起来有点像“斗鸡眼”，这是因为刚出生的宝宝眼球尚未固定，而且眼部肌肉的协调能力很弱，所以常有短暂性斜视或者“斗鸡眼”的情况发生，这些都属于正常的生理现象，一般 3~4 周内会消失，爸爸妈妈们不必担忧。

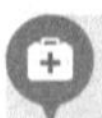

10. 宝宝身上脱皮的现象是正常的吗?

大多数宝宝都会有脱皮现象，这是因为宝宝皮肤最外层的角质层发育不完全，爸爸妈妈不必过于担心。全身各个部位都有可能出现脱皮现象，尤其以手掌心、脚底板、耳后较为明显，只要在洗澡时使其自然脱落即可，不需要特别采取保护措施，更不能强行将皮撕下。洗澡时注意不要频繁地使用沐浴露，以免加重皮肤干燥，使脱皮更严重。洗澡后，可以给宝宝涂抹一些婴儿润肤油或保湿霜，并轻轻按摩，使宝宝皮肤保持一定的湿润度。

但如果宝宝脱皮还伴有皮肤红肿或水疱等症状，则需要尽快到医院就诊。

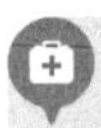

11. 宝宝手脚颤抖、下巴抖动是怎么回事?

细心的爸爸妈妈会发现，宝宝睡熟后偶尔会有局部的肌肉抽动现象，尤其是手或脚会轻轻地颤动，还有些宝宝会有下巴不由自主抖动的情况，其实，这是宝宝神经系统发育尚不成熟所致。此时，只要爸爸妈妈用温暖的手轻轻抚摸或轻拍宝宝，给予适当的安抚，就可以使宝宝安静下来。但是，如果是在寒冷冬季，要注意宝宝下巴抖动是否是因寒冷引起的，如果是的话，需要及时添加衣物，做好保暖。如果宝宝的颤抖持续十几秒或更长时间，或者有嘴角歪斜，或者出现吃奶差、精神反应差等情况，应及时来医院检查。

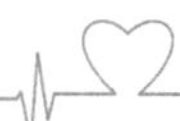

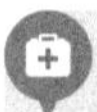

12. 宝宝出生后体重为什么会下降？

宝宝出生数日后，由于经皮肤及肺排出的水分相对较多，且加上胎便的排出，体重会减轻，这个现象称为生理性体重下降，下降范围一般不超过体重的10%。妈妈们不用过度担心，只要频繁哺乳，每天哺乳次数8~12次，并坚持夜间哺乳，4天后宝宝体重就会回升，10天左右恢复至出生时体重。

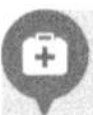

13. 为什么会出现新生儿红斑？

宝宝出生前几天，皮肤可能会出现红斑现象。红斑颜色鲜红，形状、大小不等，主要出现在宝宝的头面部和躯干。新生儿红斑对健康没有影响，一般1周左右即可消失，不需要处理。有些宝宝出现红斑时，还伴有脱皮现象，爸爸妈妈可以适度地给宝宝抹上润肤霜，让皮肤保持一定的湿润度。

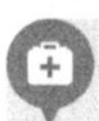

14. 宝宝鼻尖上长黄白色点正常吗？怎么办？

宝宝的鼻尖、鼻翼及颊部常有针尖大小的黄白色点，是由于皮脂腺功能发育不成熟，皮脂腺堆积所致，称为粟粒疹（图3-4），是新生儿时期一种特殊的生理表现，一般3周左右可自行消失，不需要做特殊处理。

爸爸妈妈应注意，不要用手挤压宝宝的粟粒疹，更不能用针等挑破，防止出现皮肤感染。可以每天用温水清洗一下宝宝面部，保持皮肤清洁，避免分泌物堆积，引起或加重粟粒疹。

15. 宝宝口内牙床上长白色颗粒正常吗？怎么办？

有些刚出生的宝宝在上腭或牙床上长出黄白色颗粒，看上去很像牙齿，其实，这并不是真正的牙齿，俗称“马牙”（图3-4），医学上称为上皮珠，是由于上皮细胞堆积或黏液腺分泌物积留形成的，它的大小、形状及内部结构都与牙齿不同，也没有咀嚼功能。

“马牙”属于一种特殊的生理现象，宝宝吸吮乳汁过程中牙床和乳头不断摩擦，经过一段时间后“马牙”会自行脱落，不必做特殊处理。切不可用针挑或用毛巾用力擦，否则容易损伤黏膜，造成感染。

16. 宝宝面颊两侧有鼓出物正常吗？怎么办？

有部分宝宝面颊两侧鼓囊囊的，这其实是两颊突起的脂肪垫，俗称“螳螂嘴”（图3-4），也属于宝宝的一种特殊生理现象，这种脂肪垫有利于宝宝对乳汁的吸吮，不需要处理，切不可用针挑破或挤捏，否则容易造成黏膜损伤，引起感染。

17. 为什么宝宝会出现乳房增大，乳头凹陷？

宝宝出生后3~5天时可能会出现乳房肿大、乳头凹陷现象，摸上去乳房内有蚕豆大小的硬结，这些现象是胎儿期母体雌激素影响的结果，男宝宝和女宝宝均可能发生，亦属于正常生理现

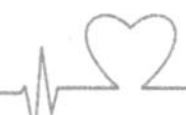

象，一般 2~3 周内即可自行消退，不需要治疗。如果爸爸妈妈发现宝宝乳头凹陷或乳房肿大，千万不要挤压宝宝的乳头，这样做不仅没有任何作用，还可能会引起严重的感染。

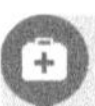

18. 为什么有些女宝宝会出现“假月经”？

有些爸爸妈妈会发现女宝宝在出生后 5~7 天内阴道流出少量血性分泌物，这可能是“假月经”（图 3-4），是新生儿期的一种正常生理现象，爸爸妈妈不必惊慌。这是由于在怀孕后期妈妈体内的雌激素进入了胎儿体内，出生后突然中断，从而出现类似月经的出血现象，这种现象一般持续 1 周左右会自然消失，无须特殊处理，只需要在大小便后清洗干净女宝宝的外阴和臀部即可。但如果出血量较多，持续时间超过 2 周，则需要及时看医生。

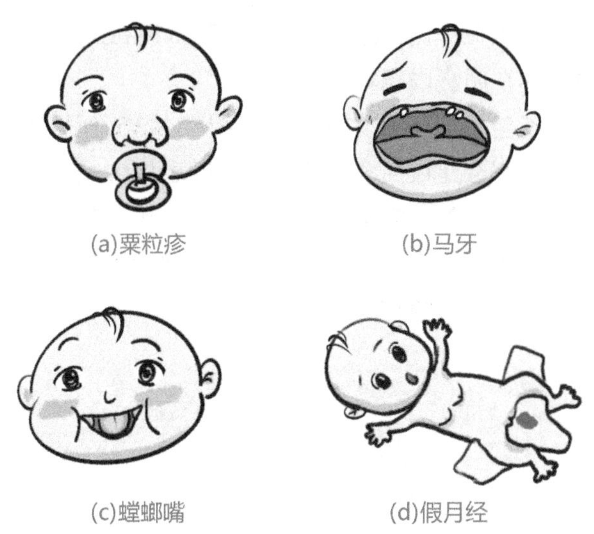

图 3-4　宝宝的特殊生理现象

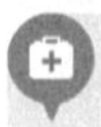

19. 什么是隐睾?

隐睾是指男宝宝出生后阴囊内没有睾丸，睾丸未按正常发育过程下降至阴囊内。隐睾可发生于单侧或者双侧。大多数正常足月的男宝宝在出生时睾丸已下降至阴囊内，但也有少数宝宝睾丸下降会延迟到出生以后。一般在出生后6个月以内自行下降至阴囊，超过6个月仍未下降，则需要及时抱宝宝到医院就诊。

20. 为什么有些男宝宝的阴囊又鼓又胀?

有些爸爸妈妈会发现，男宝宝在出生后几天，阴囊慢慢肿大，感到十分紧张。其实，男宝宝阴囊肿大在医学上被称为鞘膜积液，大多发生在一侧，这是由于腹膜鞘状突在出生前后没有闭合，导致液体在阴囊内积聚。

这时，爸爸妈妈不要太担心，只要经检查确认没有并发疝气，医生一般都会建议回家继续观察。随着宝宝长大，鞘膜积液会逐渐被吸收，一般在宝宝1岁左右恢复正常。但如果鞘膜积液并发疝气，或者宝宝满1岁后鞘膜积液仍然存在，则需要到医院检查，可能需要手术治疗。

21. 怎样衡量宝宝的生长发育是否达标?

可以通过测量一些指标来判断宝宝的生长发育水平。通常衡量宝宝生长发育的指标主要包括体重、身长和头围。参照国家

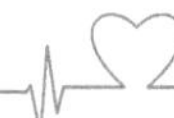

卫生健康委 2022 年 11 月发布的《7 岁以下儿童生长标准》，可以通过百分位数法来评价宝宝的生长水平，如 P_{97} 代表宝宝发育处于上等水平，P_{25}≤～<P_{75} 代表宝宝发育属于中等水平，具体评价标准详见表 3-1。具体的体重、身长及头围发育水平见表 3-2 至表 3-4。关于头围的测量，爸爸妈妈可以使用软尺测量，从宝宝眉弓上缘经过后脑勺最突出处，绕头一周测得的周长即为头围。

表 3-1　儿童生长水平的百分位数评价方法

百分位数法	评价指标		
	年龄别体重	年龄别身长	年龄别头围
≥P_{97}	上	上	上
P_{75}≤～<P_{97}	中上	中上	中上
P_{25}≤～<P_{75}	中	中	中
P_{3}≤～<P_{25}	中下	中下	中下
<P_{3}	下	下	下

表 3-2　新生儿年龄别体重的百分位数值　　单位：kg

性别	年龄	P_{3}	P_{25}	P_{75}	P_{97}
女宝宝	出生时	2.7	3.1	3.6	4.1
	1 月龄	3.5	4.0	4.6	5.3
男宝宝	出生时	2.8	3.2	3.7	4.2
	1 月龄	3.7	4.2	4.9	5.6

表 3-3　新生儿年龄别头围的百分位数值　单位：cm

性别	年龄	P_3	P_{25}	P_{75}	P_{97}
女宝宝	出生时	31.5	33.1	34.8	36.3
	1 月龄	34.2	35.6	37.1	38.5
男宝宝	出生时	31.9	33.4	35.2	36.8
	1 月龄	34.8	36.2	37.8	39.2

表 3-4　新生儿年龄别身长的百分位数值　单位：cm

性别	年龄	P_3	P_{25}	P_{75}	P_{97}
女宝宝	出生时	46.8	49.1	51.6	53.8
	1 月龄	50.4	52.8	55.4	57.8
男宝宝	出生时	47.6	49.9	52.5	54.8
	1 月龄	51.3	53.8	56.5	59.0

生长发育指标一般能够反映宝宝体格发育水平和营养健康状况，爸爸妈妈可以通过上面的表格了解宝宝的生长发育情况。如果宝宝的评价指标处于“中下”或“下”水平，爸爸妈妈应引起注意，建议到医院儿童保健科进行咨询。

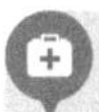

22. 怎样衡量宝宝的智力发育水平?

宝宝的智力发育也可以通过一些指标来衡量。一般情况下，宝宝的智力可以通过大运动、精细动作、语言、认知、社会性等五个领域表现出来。不同的年龄阶段，宝宝在这 5 个领域的发展水平不尽相同。爸爸妈妈可以根据这些领域的达标情况基本判

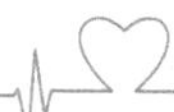

断宝宝的智力发育水平。可以根据下面的内容提示给宝宝做一个小测试。

(1)大运动：①让宝宝平躺，爸爸妈妈用手顶宝宝的双脚，关注手上是否有被蹬、踏的感觉；②让宝宝趴着，用摇铃逗引宝宝，观察宝宝是否能将头抬起2秒左右。

(2)精细动作：①让宝宝平躺，观察宝宝是否能将双手握成拳头；②让宝宝平躺，观察宝宝能否将自己的手放到嘴里吮吸。

(3)语言：①偶尔听到大一些的声音，观察宝宝是否会吓得抖动身体；②倾听宝宝的声音，是否能听到一些哭声以外的声音。

(4)认知：①将手电筒的光束照着墙面或屋顶，观察宝宝的眼睛能否跟着光束移动；②让宝宝平躺，将红色的球举到距离宝宝脸15~20 cm处，然后慢慢地移动红球，观察宝宝的视线能否跟着红球移动，并跟至头中线位置。

(5)社会性：①当被妈妈抱起时，宝宝能否安静下来；②宝宝是否喜欢洗澡或者洗澡时宝宝心情是否愉悦。

如果以上5个领域宝宝都能达标，说明宝宝智力处于较好的发育状态。如果某个领域其中一项没有达标，就需要特别关注宝宝这一领域的发育情况了。如果5个领域中，有2个以上领域的发育未达标，则建议爸爸妈妈可以到医院儿童保健科进行相关咨询。

23. 宝宝出现红色尿怎么办?

有时爸爸妈妈会发现刚出生的宝宝排出的尿呈粉红色，大多是宝宝尿液浓缩所致。随着宝宝吸吮母乳量增多，粉红色尿液会逐渐消失。但如果粉红色尿持续存在，尿量明显减少，或宝宝出现脱水症状时，应该及时就医。

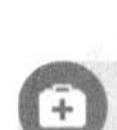

24. 宝宝的粪便特点是什么?

宝宝正常情况下于出生后 12~24 小时内开始排第一次大便，呈墨绿色，糊状，较黏稠，称为胎便。由脱落的肠上皮细胞、咽下的羊水及消化液组成。2~4 天后转变为正常新生儿大便，由墨绿色转为黄色。若出生后 24 小时未排出大便，应引起注意，及时找医生检查，排查有无消化道畸形。

由于喂养方式不同，大便也不一样。吃母乳的宝宝的大便呈黄色或金黄色，糊状，味酸，不臭。在新生儿期，多数宝宝一天排 5~6 次大便，有的甚至每次吃完奶都要排便。这是因为母乳的成分较易被宝宝的肠道消化吸收。人工喂养的宝宝的大便呈淡黄或黄绿色，质地较硬，有酸臭味。一般吃母乳的宝宝比人工喂养的宝宝大便次数多。如果宝宝大便出现稀水样、蛋花样、黑色便、灰白色便、大便带血、大量黏液等情况，则必须及时去医院检查。

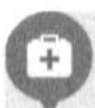

25. 怎么做好宝宝臀部的护理?

宝宝皮肤娇嫩，防御能力差，需要及时清洗，保持清洁。宝宝的臂部裹着尿片或纸尿裤，局部通气不好，如果拉了大小便后不及时更换，臂部长时间处于闷热、潮湿的环境中，就容易出现臀部皮肤发红，医学上称为“尿布疹”，俗称“红屁股”。

爸爸妈妈应该细心呵护宝宝的臀部，注意以下事项。

(1) 保持臀部的清洁、干燥，宝宝拉了大小便后应及时更换尿片，以减少皮肤与大小便和湿气接触的时间。每次更换尿片或

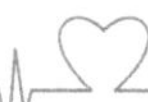

纸尿裤前用温水洗净臀部，忌用肥皂水。

（2）清洗臀部时，动作一定要轻柔，清洗后用干毛巾轻轻吸干水分，涂婴儿护臀霜。女宝宝注意必须从前向后清洗臀部。

（3）选择合适的尿片或纸尿裤，大小、松紧要适中，最好选择柔软、透气、吸水性好的尿片或纸尿裤。

（4）操作中注意保暖，防止宝宝烫伤或受凉。

（5）涂抹油类或药膏时，应用棉签蘸在皮肤上轻轻滚动，不能上下来回涂抹，避免加剧疼痛、导致损伤。

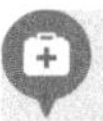

26. 如何做好宝宝生殖器清洁？

新生宝宝的生殖器尚未发育完全，抵抗能力较弱，并且由于位置特殊，容易被大小便污染，必须细心呵护，避免引起感染。同时，注意水温不能过热，控制在36~38℃范围内。

（1）男宝宝的生殖器护理：男宝宝外生殖器皮肤薄弱且褶皱较多，必须仔细清洁。清洗包皮时，要用拇指和食指轻轻捏着宝宝阴茎中段，轻柔地向后推包皮，将其中的积垢清理干净；不要用力挤捏宝宝的外生殖器；不要在宝宝的生殖器及周围擦痱子粉刺激皮肤；给宝宝换尿布或纸尿裤时应把阴茎轻轻向下压，使其贴伏在阴囊上，并注意保持阴囊干燥清洁。

（2）女宝宝的生殖器护理：给女宝宝清洗会阴应注意从前向后轻轻擦洗，先从中间向两边清洗宝宝的会阴，再清洗宝宝的肛门；宝宝大腿根褶皱处要清洗干净，这里容易残留尿液和汗液；不要过度清洁宝宝外阴；切记不要使用含药物成分的液体和皂类给宝宝清洗外阴，以免过度刺激或造成过敏。

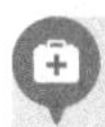

27. 宝宝的尿片应该什么时候更换?

给宝宝换尿片是每位爸爸妈妈必须要掌握的一项本领。换尿片听起来似乎很简单，但对于新手爸爸妈妈来说，却不是件容易的事情。

首先，爸爸妈妈们需要明白一点，换尿片不仅仅是简单地更换一个新尿片，也是做好臀部皮肤护理的过程，更是观察宝宝大小便是否正常的过程。及时给宝宝更换新的尿片是避免宝宝出现尿布疹最有效的方法。

什么时候更换尿片呢？一般来说，只要尿片上有大小便了就应当及时更换新的尿片。现在很多的尿片前面都有显色带，如果尿片上有大小便，显色带就会变颜色，提示爸爸妈妈更换尿片。平时应该每 2 小时打开尿片看一看是否需要更换，建议在喂奶前更换尿片，以免喂奶后搬动宝宝造成宝宝吐奶。

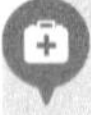

28. 如何给宝宝换尿片呢?

给宝宝换尿片其实并不是一件容易的事情，爸爸妈妈们一起来认真学习一下。

(1) 准备工作：①清洗双手，准备好干净的尿片；②准备好温水，小毛巾或婴儿棉柔巾、干纸巾。

(2) 先垫上隔尿垫，将新的尿片全部展开，并平铺放在一旁。

(3) 打开宝宝的尿片魔术贴并反折好，轻轻提起宝宝的双脚，将宝宝屁股轻轻抬高，再将尿片前半部分折入屁股下，轻轻地放下宝宝的屁股。

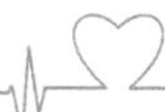

(4)用棉柔巾或者小毛巾从前向后轻轻用温水擦洗。一边清洗一边观察宝宝的会阴、腹股沟处皮肤情况，以及尿布疹等问题。清洗完后再用干纸巾拭干皮肤上的水分。

(5)再轻轻提起宝宝双脚，将屁股轻轻抬高，将脏尿片取出，放入平铺好的新尿片，注意有魔术贴的一面朝下。适当分开宝宝双腿，将尿片提到两腿间撑平，把尿片两侧魔术贴粘上。

(6)再向外翻出尿片的防侧漏边，防止大小便侧漏出来，注意松紧合适，以可以放进两根手指的松紧为宜，太紧容易勒伤宝宝皮肤。宝宝脐带没有脱落前，要反折尿片上缘，露出脐部，以免尿片与脐带摩擦发生出血。

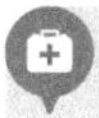

29. 如何做好宝宝的脐部护理?

脐带是连接宝宝和妈妈的纽带，宝宝在出生后脐带即被剪断。脐带被剪断就意味着宝宝作为独立的个体开始了自己的生命旅程。脐带被剪断后，宝宝肚子上会留下小段脐带残端，大多数残端宝宝在出生后5~7天自行脱落。残端脱落后，要注意观察脐窝内有无粉红色肉芽状增生，发现后应及早处理。脐带未脱落前勿强行剥离。要注意保持脐部干燥和清洁，勿让大、小便渗到脐部。

脐带未脱落前，每天至少消毒2次。消毒时用手轻轻提起脐带，暴露脐带根部，然后用蘸有75%乙醇或络合碘的棉签以顺时针方向从脐窝由内向外环形消毒，将脐带根部和脐带周围分泌物清理干净，清理范围的直径约为5 cm(图3-5)。

脐带脱落后脐部形成一脐窝，前两天脐窝有少许脓样分泌物或少许暗红色分泌物，此时脐窝同样需要每天仔细消毒至少2

次。消毒方法同脐带未脱落时一样，以脐窝为中心由内到外将脐窝和脐窝周围分泌物、痂清理干净，脐窝会逐渐收拢，在出生后 25～30 天变得和皮肤颜色一样。

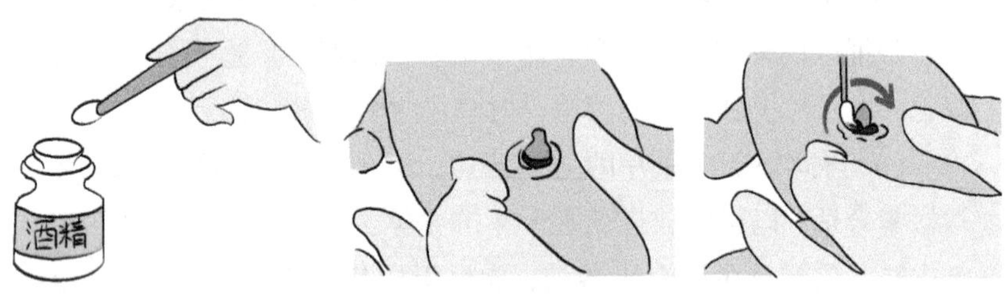

图 3–5　脐部护理

30. 什么是新生儿脐炎?

月子里的宝宝脐带残端与血管是相通的，如果护理不好，细菌可能会侵入引起脐部发炎。因此，爸爸妈妈应掌握正确的脐带消毒方法，保持脐部清洁干燥，并注意观察脐部和脐周皮肤情况。如果爸爸妈妈发现宝宝的脐轮和脐周皮肤发红，有明显红肿，脐窝湿润，或者还有脓性分泌物，宝宝可能患有新生儿脐炎，此时应尽快带宝宝到医院就诊。

新生儿脐炎轻者表现为脐轮和脐周皮肤发红，脐窝湿润，有少量分泌物；严重的表现为脐轮及脐周皮肤明显红肿、发硬，有较多的脓性分泌物，还有臭味，甚至还可能导致败血症，宝宝有发热、吃奶少或不吃奶、精神状态差、烦躁、吵闹不安等表现，可危及宝宝健康。

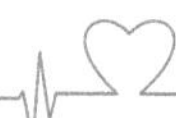

31. 如何做好宝宝皮肤的日常护理?

宝宝皮肤娇嫩，角质层薄，需要爸爸妈妈的精心呵护，保持皮肤清洁和健康。

（1）保持清洁。皮肤是保护宝宝健康的第一道防线，宝宝皮脂腺分泌旺盛、代谢量大，加之经常溢奶、大小便次数多。因此，宝宝的皮肤要注意随时清洁，保持干爽。每天都要给宝宝洗脸，清洁小手，使用柔软的毛巾或一次性棉柔巾，温水擦拭面部和手，然后给宝宝面部涂上婴儿专用润肤霜，使皮肤保持一定的湿润度。

（2）减少刺激，衣着合适，居家环境适宜。大多情况下使用清水给宝宝洗澡即可，洗护用品每周使用 1~2 次即可，宜选用弱酸性、成分温和的产品，不宜使用任何碱性、含刺激性成分的洗涤用品。日常生活中，宝宝应避免接触灰尘、花粉、动物毛发、毛绒玩具等易致敏物质。宝宝衣服不宜穿着过多，应给宝宝穿棉质、柔软、宽松的衣服。居住房间应保持空气新鲜，每天应开窗通风换气 2 次，每次 30 分钟，并保持居室环境清洁卫生。同时，维持适宜的温度、湿度，室温 24~26℃，湿度 55%~65%。

（3）注意宝宝皮肤皱褶部位。宝宝皮肤褶皱较多，易积汗，易滋生细菌，导致各种皮肤问题，因此需要细心呵护，保持干爽。每天洗澡时，必须将皮肤褶缝轻轻扒开，清洗干净。宝宝洗完澡后应及时将皮肤褶皱处水分充分拭干，可全身涂抹保湿霜，也可选择使用液体爽身粉。尤其是宝宝脖子皱褶处，有汗液或乳汁残留时应及时清洁，保持干爽。

32. 如何做好宝宝五官的日常护理?

(1)口腔护理:宝宝的口腔黏膜又薄又嫩,爸爸妈妈千万不要用力擦拭口腔,黏膜极易擦破导致感染,哺乳后喂少量温开水洗净口腔即可。

(2)眼睛护理:宝宝的眼睛很脆弱,眼部经常有分泌物,需要每天使用小毛巾或一次性棉柔巾从眼内角向外轻轻擦拭,去除分泌物。宝宝的毛巾、脸盆必须专用,并要常洗常晒,以防宝宝与成人发生交叉感染。还要经常给宝宝洗手,以防宝宝用不干净的手揉眼,污染眼睛。另外,要避免强光刺激,如晒太阳时要注意保护好宝宝的眼睛,避免阳光直射。

(3)鼻腔护理:宝宝的鼻腔黏膜比较薄嫩,一般情况下宝宝的鼻腔不需要清理。若鼻内分泌物较多,可以使用清洁棉棒轻轻擦拭,清洁鼻腔,注意不要用硬物给宝宝抠挖鼻孔,以免损伤鼻黏膜。另外,宝宝若需要使用滴鼻剂应在医生用药指导下使用。

(4)耳朵护理:为宝宝洗脸或洗澡时要避免宝宝耳道进水,洗澡后可用干棉签或棉柔巾轻轻为宝宝擦洗外耳郭的水分,并注意耳背后的清洁卫生。妈妈们千万要记住,不要轻易尝试给宝宝掏挖耳垢,因为这样容易伤到宝宝的耳膜,而且耳垢可以保护宝宝外耳道免受细菌的侵害。若发现宝宝有外耳道红肿或流脓等异常情况应及时去医院就诊。

33. 如何帮宝宝洗澡?

小宝宝的新陈代谢较快,为了卫生和健康,最好每天洗澡。

同时，宝宝容易溢奶，残留的奶渍及汗渍都会在皮肤上藏污纳垢，即使在寒冷的冬季，也要注意及时清洗。帮宝宝洗澡时，室温应维持在26～28℃，水温根据季节调整，冬季为38～40℃，夏季36～38℃。把所有必需用品放在身旁，按照下列步骤进行（图3-6）。

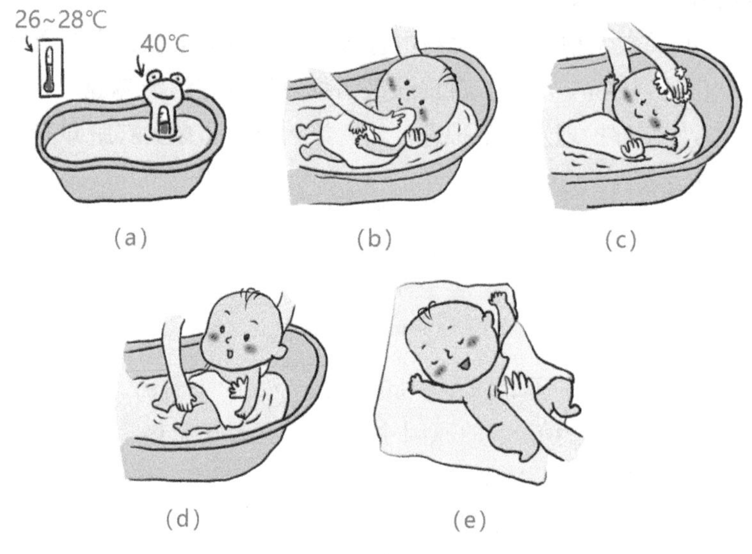

图3-6　宝宝洗澡步骤

（1）脱下宝宝衣服，迅速用大毛巾包裹宝宝放在大腿上，然后用清水清洗脸部，按从上到下顺序用湿毛巾擦洗，先擦洗双眼，由内至外，然后擦洗额部、鼻、面部、耳朵。注意不要深挖宝宝的鼻孔、耳朵内部。

（2）为宝宝洗头，一只手拇指、中指分开将宝宝耳郭折反压住外耳道口，避免外耳道进水。清水湿润头发，取适量洗发露在手心打出泡沫，涂抹在头发上，然后用清水冲洗、擦干，洗发露不需要天天使用。

(3)将宝宝放入浴盆内，依次洗净宝宝颈部、前胸、上肢、腹部、生殖器、后背、臀部、腿脚。洗澡时还要注意观察宝宝面色及呼吸情况。清洗过程中，一只手始终紧握宝宝左肩处，以免宝宝滑入水中。注意洗净皮肤皱褶处，如耳后、颈下、肘窝、腋窝、腹股沟、手指、脚趾缝。

(4)将宝宝抱起，用大毛巾包裹全身，擦干水分，检查全身各部位是否擦干，尤其注意皮肤皱褶处。用棉签清洁鼻腔、外耳道，做好脐部护理及臀部护理。然后垫上尿片和穿上衣服即完成洗澡全过程了。

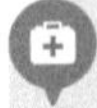

34. 如何预防与处理宝宝痱子?

痱子是宝宝夏季常发生的皮肤病，好发于头面部、颈部、肘窝和胸背部。发生痱子的原因主要是夏天天气炎热，室内通风差，衣服穿着过紧、过厚或衣服面料不透气，皮肤不清洁使汗腺孔被堵塞，汗液排泄不畅等。

因此，预防宝宝长痱子，主要是要降低室内温度，使室内空气流通，及时换下宝宝身上沾有汗渍的衣服，及时清洁宝宝的汗液和奶渍，尤其是皮肤皱褶处，每天洗澡，保持清洁，这样宝宝就不容易长痱子了。宝宝夏季的衣服也是很重要的，有些宝宝长痱子是因为穿衣不当。夏季炎热，应穿透气性好的薄棉质衣服，而且衣服应该是宽松的，这样宝宝身体的热量才能散发出来。

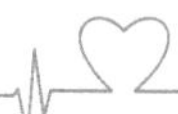

35. 宝宝湿疹是什么?

湿疹是一种过敏性、炎症性皮肤病，表现为皮疹、皮肤瘙痒严重、发红等症状，容易流脓水，一段时间后皮肤会变硬、变粗糙。过敏是诱发湿疹的重要原因，患湿疹的宝宝大多为过敏体质，外界环境中如湿热、日光、干燥、皮毛、肥皂、化学制品等可诱发湿疹。湿疹常发于头部和面部，比如额部、双颊、头顶部等，也可蔓延至全身。得了湿疹的宝宝会感到患处刺痒，因而会焦躁不安、哭闹不止，以致影响夜间睡眠。如果护理不当，极有可能使患处皮肤感染化脓。

36. 宝宝长了湿疹怎么办?

宝宝出现湿疹后，爸爸妈妈不要担忧，下面这些方法可以帮助大家科学地应对湿疹。

首先，湿疹的日常护理比治疗更重要。宝宝应注意皮肤清洁卫生，同时保湿也是应对湿疹重要的一步，选择适合宝宝的润肤霜，保持皮肤相对湿润。其次，选择纯棉、宽松、柔软的衣物，让宝宝的皮肤保持在舒适的状态。如果湿疹比较严重，应及时就医，在加强保湿的基础上遵医嘱，使用皮质激素类药膏涂抹局部。此外，食物也是引起湿疹的重要原因。母乳喂养的妈妈少食或不食虾、蟹、鸡蛋、牛羊肉及辛辣刺激性食物；配方奶喂养的宝宝出现牛奶蛋白过敏时，应在医生指导下选用水解配方奶粉进行喂养。

以下情况可能加重宝宝湿疹症状，爸爸妈妈们应注意避

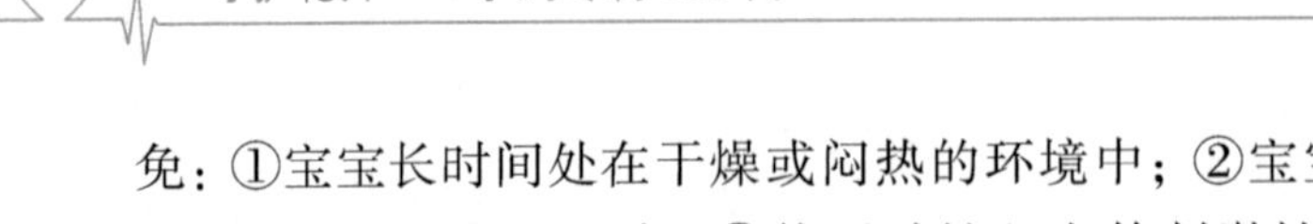

免：①宝宝长时间处在干燥或闷热的环境中；②宝宝过热及出汗多，不及时清洁皮肤；③使用碱性肥皂等刺激性洗护用品；④宝宝哭闹、焦躁不安；⑤宝宝穿羊毛或化纤材质不透气的衣物。

37.宝宝可以剪指甲吗?

宝宝指甲长得很快，如果不及时修剪，不仅容易藏污纳垢，还容易挠伤脸。可是，宝宝的手指那么小，怎么给他剪呢？其实，爸爸妈妈可以在母婴店购买婴儿专用指甲刀，选择在宝宝睡着或安静时，小心翼翼地给宝宝修剪指甲就可以了。让我们来学习怎样为宝宝剪指甲吧！

(1)让宝宝平躺在床上，爸爸妈妈握紧宝宝的小手，最好能同方向、同角度地剪。

(2)分开宝宝的五指，重点捏住一个指头修剪。

(3)先剪中间，再剪两头，避免把边角剪得过深，留1~2毫米。

(4)剪完后别忘了再用自己的手指沿宝宝的小指甲摸一圈，发现尖角处要及时修理光滑。

有些爸爸妈妈为了避免宝宝抓伤自己，通常会给宝宝戴上小手套。这种做法是不对的。宝宝小手乱抓其实是用触觉感知周围事物，这是心理、行为能力发展的初级阶段，给宝宝戴上手套后，可能会妨碍宝宝认知能力和手的协调能力发展。而且如果手套里的线头脱落，很容易缠住宝宝手指，影响血液循环，甚至导致手指坏死等严重后果。

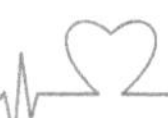

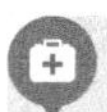

38. 要不要给刚出生的宝宝睡枕头?

刚出生的宝宝脊柱是直的，还没有出现生理弯曲，平躺的时候，他的后背和后脑勺恰好处于一个平面，所以并不需要睡枕头。如果这时候给宝宝睡枕头，会导致宝宝的头颈部被动弯曲，影响呼吸和吞咽，还有可能影响宝宝骨骼和脊柱的正常生长发育，宝宝应满 3 月龄以后才需要睡枕头。

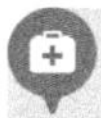

39. 如何让宝宝拥有良好的睡眠习惯?

很多爸爸妈妈发现宝宝“日夜颠倒”，白天呼呼大睡，晚上精神抖擞，他们对此感到十分焦急和疲惫。其实，在新生儿期，宝宝的生物节律未形成，睡眠和觉醒的周期性交替不明显，所以，月子里的宝宝睡眠是没有规律可言的。正常情况下，宝宝的睡眠时间有 16~20 小时，随着月龄增长，宝宝白天的睡觉时间会慢慢缩短，清醒时间慢慢增长，自然就出现睡眠清醒节律了。另一方面，小宝宝处于生长发育的旺盛阶段，睡眠也是一种“节能”的好方法。

要让宝宝有良好的睡眠，首先，爸爸妈妈应为宝宝入睡创造一个安静、光线柔和、空气清新、温度和湿度适宜的良好睡眠环境。其次，宝宝夜间入睡时不宜通宵开灯，这样可能妨碍宝宝建立正常的昼夜节律。最后，宝宝宜单独睡在自己的小床上，如果条件限制，即使和爸爸妈妈一起睡，也不应和大人盖一床被子，更不要让宝宝含着妈妈的乳头睡觉。

小宝宝的睡姿可随意，有些小宝宝会喜欢趴着睡，此时您应

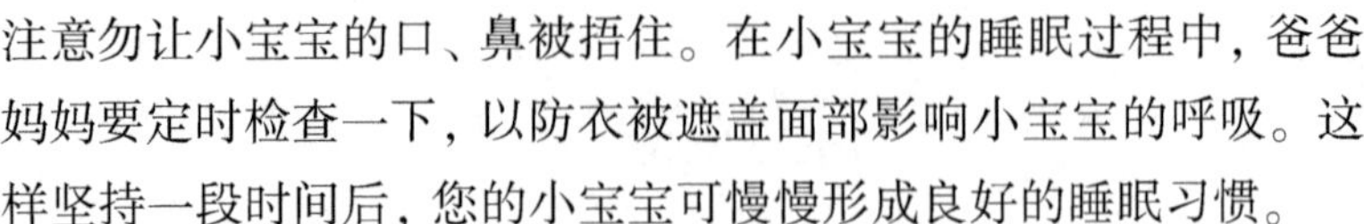

注意勿让小宝宝的口、鼻被捂住。在小宝宝的睡眠过程中，爸爸妈妈要定时检查一下，以防衣被遮盖面部影响小宝宝的呼吸。这样坚持一段时间后，您的小宝宝可慢慢形成良好的睡眠习惯。

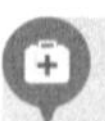

40. 成人陪伴宝宝睡眠有无好处?

事实上，已经有许多新闻报道过，熟睡的爸爸妈妈不小心压到宝宝，或者厚厚的被子不小心捂住了宝宝的口鼻，造成窒息死亡。《新英格兰医学杂志》发表的一项研究发现，与爸爸妈妈同床睡的婴儿猝死的风险比单独睡的婴儿高出 4 倍。因此，大人应尽量避免与宝宝同睡一张床。

首先，爸爸妈妈由于日间照顾宝宝过于疲劳，晚上入睡程度可能较深，会疏于对宝宝的观察与照顾，如果在睡梦中翻身压到宝宝或者挪动被子，都有可能使被子蒙住宝宝口鼻而导致窒息。

其次，宝宝与大人同床睡，一方面，睡眠时若爸爸妈妈担心熟睡后会压到宝宝，很难完全进入睡眠状态而影响睡眠质量，另一方面，宝宝也容易被爸爸妈妈的翻身动作或睡姿影响，当宝宝的睡眠受到干扰时，也会直接影响其生长发育。

再次，宝宝与大人同床睡，易传播呼吸道疾病。宝宝的免疫系统尚未发育成熟，对很多细菌、病毒的抵抗能力远不如成人。而成人免疫力强于宝宝，有时成人没有任何不适症状，却可能是某些病菌的携带者，尤其在一些流行性疾病的高发期，更容易将病菌传染给宝宝。

那么，怎样才是宝宝最佳的睡眠方式呢？美国儿科学会发布的最新指南建议，宝宝与爸爸妈妈宜采取同房而不同床的睡眠方式，并至少持续至出生后 6 个月。这样既能为宝宝提供相对独立

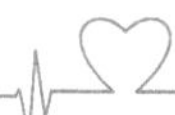

的睡眠空间，又能保证安全、预防疾病，对宝宝的生长发育更为有利。

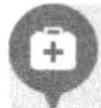

41. 怎么辨别宝宝啼哭所暗示的信息?

宝宝的啼哭（表 3-5）是一种表达自己需求的方式。细心的爸爸妈妈们可以通过不同的哭声，观察宝宝的状态，辨别宝宝所表达的需求，及时发现和解决问题。

表 3-5　宝宝的啼哭原因、状态与应对方式

哭闹原因	状态	应对方式
饿了	刚开始饿：吐舌头、噘嘴巴、转头、发出哼哼唧唧的声音	喂母乳
	饿了一段时间："哇啊哇啊"地大哭，头摇来摇去，吸吮自己的手指	抱起来安抚，喂母乳
	饿太久：哭声沙哑，手脚挥舞，小脸通红。宝宝失去耐心，甚至拒绝吃奶	抱起来走走，安抚宝宝让他慢慢安静下来，再哺乳
缺乏安全感	毫无征兆地"哇啊哇啊"大哭，但没有饥饿时摇头、吐舌头、吸吮手指的动作	多抱抱宝宝，抚摸宝宝，与宝宝互动，还可以尝试袋鼠式护理
环境不舒服	太热：啼哭，小脸通红，脖子、额头有汗；太冷：啼哭，皮肤冰凉	减少衣物或包被；加盖包被，及时保暖
肠胀气	哭闹不安，小脸通红，双脚蹬来蹬去，不肯吃奶	做排气操、飞机抱

续表3-5

哭闹原因	状态	应对方式
肠绞痛	突然大哭，蹬脚，身体扭来扭去	安抚宝宝，比如裹襁褓后抱起来，飞机抱，喂奶
生病	哭声没有力气，眼神呆滞，拒绝吃奶；哭闹不安，或哭声很尖锐，拒绝吃奶	及时送至医院就诊

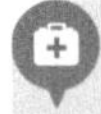

42. 应对宝宝哭闹的小技巧?

在宝宝刚出生的几个月内，解决他的哭闹问题最好的办法是迅速回应。回应宝宝的哭泣，首先应解决他最迫切的需求。如果他饿了，尿片也湿透了，应该先帮他换尿片，然后喂奶。可尝试下列安抚手段并找出宝宝最喜欢的一种。

(1)抱起宝宝，安抚，袋鼠式护理，使宝宝感觉到安全。

(2)轻轻抚摸宝宝的头或拍打他的后背。

(3)裹个襁褓：用上面提到的裹襁褓的方法将宝宝舒舒服服地裹起来。

(4)唱歌或跟他讲话。

(5)播放轻柔的音乐。

(6)抱着他到处走动。

(7)发出有节奏的声音。

(8)洗热水澡。

如果不管做什么，宝宝都无法安静下来，那么需要仔细检查宝宝的身体，看看是不是有衣物或其他东西让他感觉不舒服，或者宝宝有可能生病了，应及时带宝宝就医。

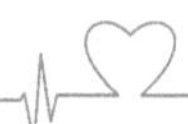

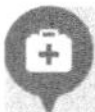

43. 能不能亲吻宝宝?

很多亲戚朋友看望新生宝宝时，甚至是爸爸妈妈，总忍不住想亲吻宝宝可爱的脸颊，实际上这种方式是很不卫生的。因为在亲吻宝宝的脸颊时，大人很可能会把口腔里的细菌、病毒传染给宝宝，使宝宝感染疾病。因此，为了宝宝的健康，爸爸妈妈不要亲吻宝宝，并友善地提醒亲友们不要亲吻宝宝。在月子期间，也请礼貌地拒绝来自亲友过多的探望，因为新生宝宝抵抗力弱，免疫功能尚不健全，容易感染各类呼吸道、消化道疾病。

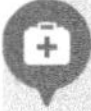

44. 摇晃哄娃会对宝宝造成伤害吗?

生活中，我们经常会看到爸爸妈妈或者爷爷奶奶不停地摇晃着哄哭闹的宝宝，也会看到他们上下或左右抛举宝宝，逗宝宝玩耍的现象。其实，这种抛举和摇晃哄宝宝的方式是很危险的。

月子里的宝宝脑部发育还未完善，脑组织娇嫩，脑血管也很脆弱，头骨囟门尚未闭合，而且颈部肌肉力量弱，难以支撑相对较重的头颅，当受到强烈摇晃时，脑组织容易与颅骨发生撞击，可能会出现脑组织创伤或者脑血管破裂等意外情况。

因此，爸爸妈妈照护宝宝，尤其是月子里的宝宝时，要避免这些动作：抱着宝宝快速旋转；抓着宝宝的肩膀快速猛烈地前后左右摆动；将宝宝用力往床垫上或沙发上抛出；上下或左右抛举宝宝；抱着宝宝如荡秋千一样前后大幅度地摆动；让宝宝坐在大人膝盖上或脚上，前后或左右大力地摇晃。

如果宝宝不慎受到强烈摇晃，爸爸妈妈应该注意观察宝宝的精神反应、吃奶情况、呼吸状况、肢体活动情况等，如果宝宝出现烦躁、吵闹不安、倦怠、吃奶少或者不吃奶、呼吸急促等异常情况时，应尽快前往医院检查。

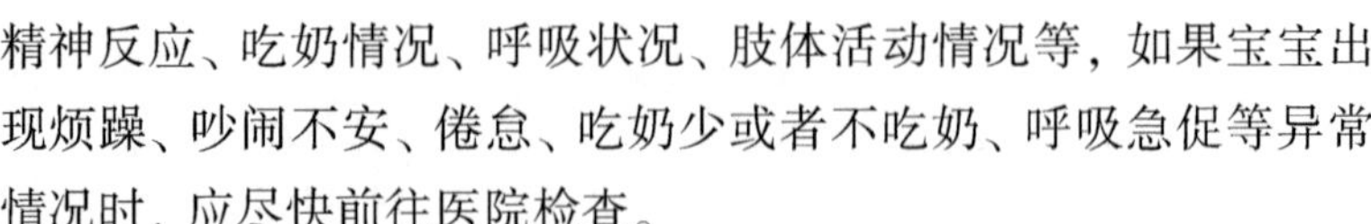
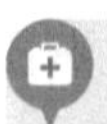

45. 宝宝出现黄疸了怎么办？

很多刚出生的宝宝会出现黄疸，爸爸妈妈们不必过于担忧，黄疸可分为生理性黄疸和病理性黄疸。生理性黄疸属于正常生理现象，一般会自行消退；而病理性黄疸需要及时治疗。

（1）生理性黄疸：由于宝宝出生后体内红细胞过多地被破坏，使出生后数日生成的胆红素明显高于成人，而宝宝肝脏排泄胆红素的能力尚不成熟，且肠道吸收的胆红素较成人多，故宝宝在出生后数日内会出现生理性黄疸。生理性黄疸的特点为：宝宝一般情况良好；足月宝宝一般在出生后2~3天出现黄疸，4~5天达到高峰，5~7天消退，最迟不超过2周。早产宝宝的黄疸可能持续时间长一些，需要3~4周才能消退。若宝宝精神反应良好，吃奶好，大小便正常，黄疸指数在正常范围内，不需要特殊的医学干预，可自行消退。

（2）病理性黄疸：其特点是出现早，24小时内即出现，程度重，加重快，持续时间长，或者黄疸退而复现。宝宝常表现出精神状态差、吃奶差、呕吐、体重下降、体温升高等症状。导致病理性黄疸可能是由于病毒感染、细菌感染、母婴血型不合、胆道闭锁、母乳性黄疸或其他代谢性疾病。需要爸爸妈妈们引起高度重视，若不及时治疗，严重的黄疸可引起新生儿脑病，造成宝宝智力受损，甚至脑瘫。

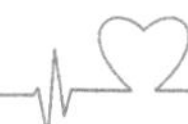

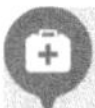

46. 宝宝有黄疸需要停止母乳喂养吗？

生理性黄疸通常是一个生理过程，不需要停止母乳喂养。对于母乳性黄疸，过去的做法常常是停止母乳喂养一段时间，若黄疸降下来了，便继续母乳喂养。但近年来不断有研究证实，停止母乳对母婴的弊大于利，现在有很多治疗黄疸的方法与母乳喂养并不冲突，而且母乳喂养的好处是任何代乳品无法替代的，并且频繁有效地吸吮母乳可以帮助宝宝排出肠道内的胆红素。所以，患有母乳性黄疸的宝宝不建议中止母乳喂养。

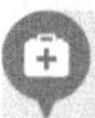

47. 出院后如何做好宝宝黄疸的居家护理？

随着现代围产医学的发展和分娩技术的改进，孕妈妈阴道分娩后不满 72 小时即出院已成为普遍现象。目前大多数宝宝在黄疸峰值到来之前就已经出院，因此，出院后黄疸的监测和观察尤为重要。爸爸妈妈在家中观察宝宝的黄疸情况应做到以下几点。

(1)鼓励宝宝多吃多拉，保证 24 小时哺乳次数达 8～12 次，夜间也需要坚持哺乳，因为增加大便排出次数可以减少肠道对胆红素的重吸收，利于减轻黄疸。同时，宝宝应适度保暖，不可穿着过多，避免因捂热导致过度出汗而加重黄疸。

(2)每日在充足的自然光线下仔细观察宝宝皮肤颜色，爸爸妈妈也可以用自己手心皮肤的颜色与宝宝脸上或身上的皮肤颜色进行对比观察。

(3)不建议爸爸妈妈将 6 个月以内的宝宝抱到室外直接晒太阳，宝宝皮肤娇嫩，容易造成损伤，强烈的太阳光直接照射也会伤害到宝宝的眼睛。

(4)若爸爸妈妈无法辨别宝宝黄疸的情况，可抱至就近的社区医院进行黄疸监测。若发现宝宝皮肤黄染愈来愈重或吃奶情况不佳或精神反应不佳时，应及时去医院就诊，以免耽误宝宝病情。

48. 宝宝需要补钙吗？

根据中国营养学会发布的《中国居民膳食指南(2022)》的建议，0~6个月的宝宝钙的每日需求量为200 mg。而母乳中含有丰富的钙，且宝宝非常易于吸收母乳中的钙，所以，纯母乳喂养的宝宝在1岁内能够从妈妈的母乳中获得足够的钙，不需要额外补充。配方奶喂养的宝宝，因配方奶中已添加钙，如果宝宝奶量在正常水平，也无须额外补充钙。

但是，母乳中为宝宝提供的维生素D非常少，所有宝宝在出生后数天内开始需要每天摄入400 U维生素D滴剂，直至青少年期。配方奶喂养的宝宝因配方奶中已经添加维生素D，是否需要额外补充应咨询医生，在医生指导下服用。早产宝宝或者其他有健康问题的宝宝可能需要额外补充维生素D滴剂的剂量不同，需要在医生指导下服用。

49. 宝宝如何预防感冒？

感冒，在医学上称作上呼吸道感染，是最常见的通过呼吸道飞沫传播的感染性疾病。婴幼儿发病率高，全年皆可发病，以冬春季节居多。70%~80%的感冒是由病毒引起的。由于宝宝的免疫功能尚不完善，对许多病原体都极为易感，加上宝宝的呼吸道

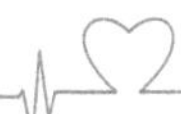

管腔狭窄，黏膜柔嫩，血管丰富，纤毛运动差，特别容易发生呼吸道阻塞和感染。那么，爸爸妈妈可以采取哪些方法预防感冒呢？

（1）每日开窗通风，保证空气的流动和换气。同时维持起居环境的卫生清洁。

（2）温、湿度恒定，温度最好控制在 24～26℃，湿度 50%～60%。宝宝衣物穿着要适宜，避免出汗或温度过低，同时要注意环境温度的骤冷骤热，特别是在洗澡和换尿片前后。

（3）与宝宝同住的大人要勤洗手，接触宝宝前清洁双手。宝宝的小手也要经常清洁。

（4）在月子期间，尽量减少家中会客及与他人接触；带宝宝出行减少乘坐公共交通工具，减少出入公共场所，尤其是人员密集的场所。

（5）鼓励纯母乳喂养，母乳中的免疫活性成分可以帮助宝宝抵抗疾病。

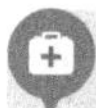

50. 如何分辨宝宝是不是感冒了？

新生宝宝的感冒症状通常是不典型的，大多表现为流鼻涕、打喷嚏、鼻塞、咳嗽。有部分宝宝表现为精神状况不佳，如嗜睡、倦怠、哭闹、烦躁不安；有的宝宝会出现吃奶情况变差，如奶量减少、不吃奶、吐奶等。宝宝还可能伴有发热，体温达 38℃以上，并伴有手足发凉，个别还会因高热引起惊厥、抽搐、精神差、腹泻、呕吐等症状。爸爸妈妈切记不要在家中盲目用药，尤其是 6 个月以下的宝宝，应及时就医，遵医嘱用药治疗。

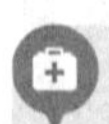

51. 什么是"攒肚儿"?

"攒肚儿"一般是指宝宝满月之后仅出现大便规律的改变，而大便性状正常且身体无其他不适的现象。这种现象多见于母乳喂养的宝宝，因为宝宝肠道消化吸收功能尚未完善，肠道内微生物菌群平衡有待改善。所以，月子里宝宝大便次数相对较多。宝宝满月后肠道消化吸收功能逐步提高，身体生长迅速，需要的能量、营养较多，母乳会被充分消化吸收，产生的食物残渣变少，不足以刺激肠蠕动，因此排便次数明显减少，出现了攒肚。

那么怎么区分攒肚和便秘呢？攒肚发生于出生后1~6个月，除排便时间延长外，无其他身体不适，大便一般为黄色糊状或者膏状软便，精神、食欲、睡眠发育正常。而便秘则大便干燥、硬结难解，宝宝常在解便时因大便难排出、肛门疼痛而哭闹，或者害怕解大便，可伴有肚子胀气和吃奶量减少等情况。

52. 如何处理宝宝肠胀气?

肠胀气是月子里的宝宝常见的症状，主要表现为宝宝腹部膨隆，同时可以伴随其他的消化道症状，尤其是呕吐。由宝宝腹壁肌肉薄，张力低下，消化道产气较多所致。与宝宝哭吵过度、便秘、奶嘴不合适、喂养方式不当有关。若宝宝除腹胀外，还伴随出现其他症状时，如：呕吐、进食差、精神萎靡、血便等，则必须立即就医。

预防肠胀气的措施：科学喂养，培养良好的喂养习惯；使用正确的喂养姿势，减少吞咽空气的可能性；吃奶后要注意拍嗝；

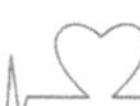

遵医嘱补充益生菌。

肠胀气的处理方法：

(1)宝宝肠胀气时可顺时针打圈给宝宝做腹部按摩(图3-7)。

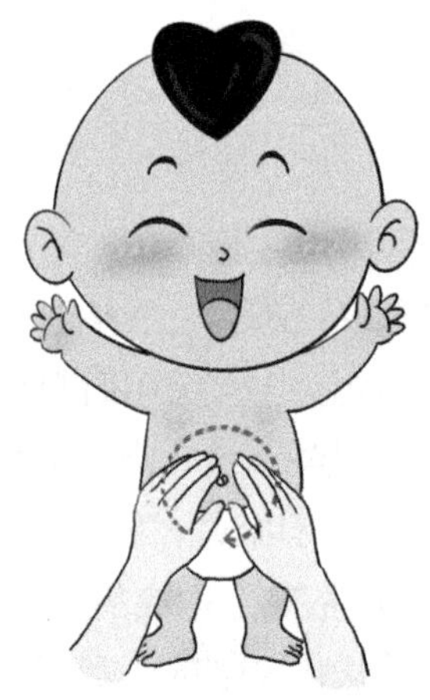

图3-7　腹部按摩

(2)白天练习趴着的姿势和飞机抱都能帮助宝宝排气，但要注意宝宝趴着时，头偏向一侧，身边一定要有爸爸妈妈的照护。采用飞机抱时，让宝宝趴在爸爸妈妈的手臂上，同侧的手掌同时托住宝宝的腹部和胸部，另一只手轻抚宝宝背部。

(3)热毛巾热敷腹部，能够缓解肠胀气，但应注意温度，以防烫伤。

(4)宝宝哭闹时及时安抚，避免吞入空气，加重肠胀气。

(5)母乳喂养的妈妈应减少食用胀气的食物，如：豆类、奶制品。

53. 宝宝为什么总打嗝？

爸爸妈妈会发现宝宝时不时就会打嗝，可能会比较紧张，其实打嗝是宝宝一种正常的生理现象，不必过分担心。因为宝宝神经系统发育还不完善，不能很好地协调膈肌的运动，而且宝宝的胃肠功能较弱，若吃奶过急、过饱或宝宝哭闹吞入过多的空气等，都会诱发膈肌痉挛，引起宝宝打嗝。

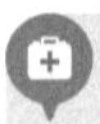

54. 如何为宝宝拍嗝?

如果宝宝打嗝了，爸爸妈妈可以给宝宝拍嗝。如果在吃奶过程中出现打嗝，应该停止喂奶，先给宝宝拍嗝，帮助他放松下来。注意不要在宝宝哭闹时喂奶，这样会使宝宝吞入过多的空气，增加不适甚至导致吐奶。拍嗝要注意手法，手掌应呈弓状，以空心掌拍背。可以试一下以下几种方法。

(1)把宝宝抱在胸前，头偏向一侧，靠在妈妈肩膀上，妈妈一只手扶住宝宝的头和背，另一只手在他的背上轻轻拍打。

(2)让宝宝坐在妈妈大腿上，妈妈一只手托住他的胸部和头部，另一只手轻拍他的背。

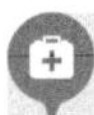

55. 宝宝为什么容易吐奶？宝宝呕吐后怎么办?

呕吐是月子里的宝宝的常见症状。由于新生宝宝的胃呈水平位置，胃容量少，且胃的入口收缩力弱而出口收缩力强，导致宝宝容易吐奶。吸奶量过多或速度过快，吞入气体较多，过多地翻动孩子(如换尿片)，哺乳后未拍嗝等，都会引起宝宝吐奶，但如果宝宝吃奶好，精神状态好，吐奶量不多，就属于生理现象。随着宝宝长大，这种现象会逐渐消失。生理性呕吐的预防方法：首先，要注意喂奶姿势，喂奶后抱起，空心掌拍背，令其打嗝使空气排出；其次，配方奶喂养的宝宝，应注意奶嘴大小和流速都要适宜。

宝宝呕吐还有很多病理性原因，如呼吸道感染、肠炎等，这时的呕吐一般较剧烈，量多，有时呈喷射状，这时候应立即找医生诊治。

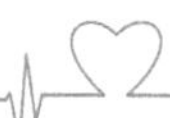

56. 宝宝发生呛奶应如何处理?

呛奶是指奶液进入气管引起宝宝呛咳，是月子里的宝宝易发生的现象，这与宝宝的消化道解剖和生理特点相关。如果宝宝发生了呛奶，爸爸妈妈应迅速将宝宝的头转向一侧，以免奶液继续流入气管，同时空心掌拍打宝宝背部，帮助宝宝将奶液排出；然后使用纱布或手帕缠绕在手指上伸入宝宝口腔，清理口腔内残留的奶液；并持续观察宝宝的反应、呼吸状况和面色。

如果宝宝不能哭闹、咳嗽或憋气不呼吸，面色发紫，则必须立即采取婴儿海姆立克急救法紧急施救(图 3-8)，方法如下。

第一步：一手放在宝宝颈胸部，另一手放在宝宝颈背部，将其骑跨在操作者前臂。

第二步：将宝宝翻转使其趴在操作者前臂，头部稍向下前倾，略低于胸部，操作者的掌根在宝宝背部两肩胛骨间拍背 5 次。

爸爸妈妈切记：在实施上述急救措施的同时，必须立即呼叫救护车，送宝宝前往医院进行进一步抢救和治疗。

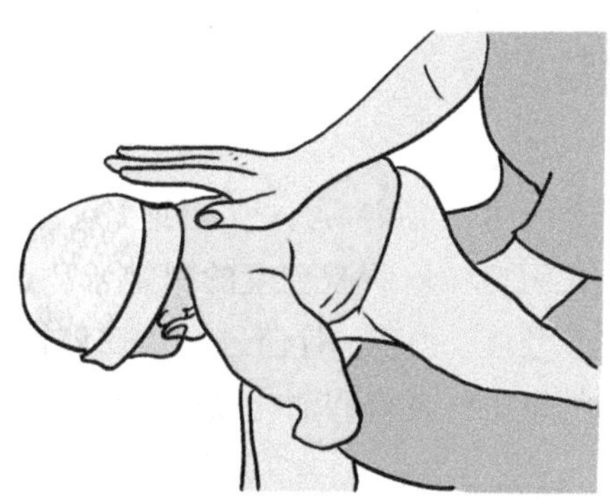

图 3-8　婴儿海姆立克急救法

57. 爸爸妈妈应如何避免宝宝发生呛奶?

第一，如果妈妈采取“摇篮式”哺乳姿势哺乳，宝宝应倾斜在妈妈怀里，上半身呈30°~45°。妈妈奶水排出过快、过急时，可用手指轻压乳晕，减缓奶水的流出速度。

第二，喂养配方奶时要注意选择适合宝宝月龄的奶嘴大小，在喂奶过程中奶瓶里的奶应完全充满奶嘴，奶瓶底高于奶嘴，避免吸入空气。

第三，在每次喂完奶后，应竖抱宝宝，并用空心掌轻拍其背部，排出胃内多余的空气；并且睡眠时的体位也很重要，宜取头稍高于脚的姿势侧睡。

第四，妈妈在哺乳过程中，应一边哺乳一边观察宝宝的面色、表情，若宝宝嘴角溢出奶水或出现呛咳，应立即暂停喂奶。

第五，要注意喂奶的时间和时机，避免在宝宝哭闹时喂奶，或者不要等宝宝已经很饿了才喂奶；每次喂奶时，一次喂奶量不宜过多。

58. 宝宝能游泳吗?

宝宝是可以游泳的，游泳是一项有助于宝宝健康的保健技术，游泳可以温柔而自然地刺激宝宝的视觉、嗅觉、触觉及平衡觉，对宝宝皮肤、肢体、关节、骨骼进行主动和被动地活动并给予刺激；还可以促进生长发育和消化吸收；利于宝宝早期的智力发育。

虽然游泳可以给宝宝带来各种好处，但是爸爸妈妈也应该了

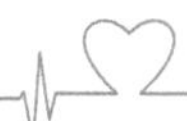

解游泳可能存在的风险，比如溺水、呛水、皮肤感染等。所以爸爸妈妈带宝宝去游泳，一定要选择正规的医疗机构或婴儿游泳机构，并有具有资质的人员监护。宝宝应在喂奶前或喂奶 1 小时后游泳。游泳前专业人员会对宝宝的身体情况进行仔细地评估，没有游泳禁忌证方可游泳。

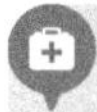

59. 什么是新生儿抚触？新生儿抚触有哪些好处？

新生儿抚触是通过抚触者双手对宝宝的全身各部位的皮肤进行有序的、有手法技巧的按摩，让大量温和的良好刺激通过皮肤的感受器传递到中枢神经系统，产生生理效应。

新生儿抚触的好处有如下几个方面。

(1) 促进宝宝神经系统发育。

(2) 刺激宝宝的淋巴系统发育，提高机体免疫力。

(3) 促进食物的消化吸收。

(4) 平复宝宝情绪，减少哭闹，促进宝宝正常睡眠习惯的建立。

(5) 抚触还有利于宝宝的智力发育，尤其是情商的发育。

(6) 最重要的是，能促进母婴间的情感交流，令宝宝感受到妈妈的爱护，获得安全感。

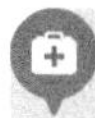

60. 怎样给宝宝做抚触操？

宝宝睡眠时间相对较长，上午会有一段时间完全觉醒，这是爸爸妈妈与宝宝进行交流沟通的好时机，可以利用这个时间给宝宝做抚触操。爸爸妈妈可以一起来学习，下面的操作步骤(图 3-9)均可重复 4~6 次。

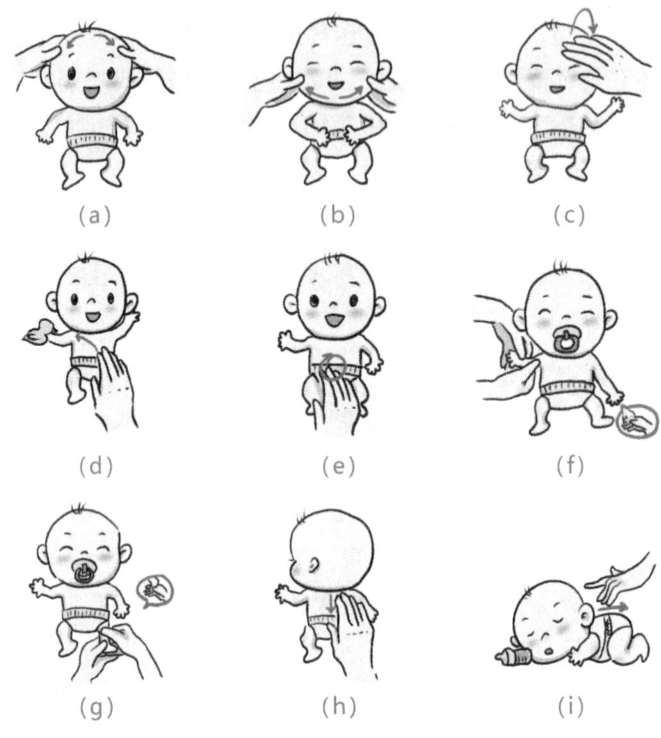

图 3-9　抚触操的步骤

(1)将宝宝放置在柔软的毯子上，脱去衣服，检查全身情况并及时更换尿片。抚触顺序：头面部→胸部→腹部→上肢→下肢→背部。

(2)前额：妈妈将双手拇指放在宝宝眉心，其余四指放在宝宝头两侧，两拇指相对由眉心按摩至前额发际。

(3)下颌：两拇指放在下颌中央，其余四指放在宝宝脸颊两侧，双手拇指向外上方滑动，划出微笑状。

(4)头部：妈妈一只手托头，另一只手的指腹从前额发际缓

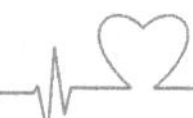

慢划向脑后，然后停留至耳后，呈半弧形。

(5)胸部：妈妈双手分别从宝宝胸部的外下方推向对侧肩部，避开乳头，在胸部画一个大交叉。

(6)腹部：左手从宝宝的右下腹向左下腹，顺时针方向划半圆，右手紧跟着左手从右下腹向左下腹做弧形按摩，避开脐部，动作要轻柔。之后右手在宝宝左腹由上往下画上英文字母“I”，从右上腹→左上腹→左下腹画一个倒写的“L”，再从右下腹→右上腹→左上腹→左下腹画倒写的“U”，做动作时还要用温和的语调对宝宝说“I love you”或“我爱你”。

(7)上肢：妈妈用一只手轻握宝宝的手，另一只手从腋下开始，轻捏上肢，用大拇指自掌根推至指根；食指、中指放在宝宝手背自掌根推至指根；用拇指、食指和中指按摩宝宝手指。用同样的方法按摩另一侧上肢。

(8)下肢：妈妈用一只手轻握宝宝的脚，另一只手从大腿根部开始，轻捏下肢，用大拇指自脚后跟推至趾根；食指中指按摩脚背；用拇指、食指和中指按摩宝宝脚趾。用同样的方法按摩另一侧下肢。

(9)背部：让宝宝趴着，头偏向一侧，妈妈双手平放脊柱两侧，由中央向两侧轻轻推移，从颈部开始向下按摩至臀部，再回到肩膀，最后双手交替从头顶滑动按摩到臀部。

61. 新生儿抚触的注意事项有哪些？

(1)注意环境舒适，关闭门窗，房间温度保持在26~28℃，光线柔和，播放柔和一点的背景音乐。

(2)抚触时间一般为10~15分钟，注意不要在宝宝饥饿时或吃奶后1小时内进行。每日1~2次为宜，最好在宝宝沐浴后进行。

(3)若宝宝出现发热、严重的全身皮疹、脓疱、皮肤破损症状时，不宜进行抚触。

(4)抚触者应洗净双手，把润肤露或润肤油倒在手中，双手揉搓温暖后再进行抚触。抚触时要注意给宝宝保暖，可以用一条大毛巾盖住宝宝没有被抚触的裸露部位。抚触过程中随时保持双手温热。避免宝宝的眼睛接触润肤露或润肤油。

(5)给宝宝进行抚触过程中，如果宝宝出现哭闹不止、肌张力高、面色出现异常变化、呕吐等情况，应暂停抚触，安抚宝宝。如情况仍不改善，应结束抚触。

(6)抚触时以宝宝全身皮肤微红为宜，并注意全程与宝宝交流。

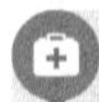

62. 宝宝在新生儿时期要接种哪些疫苗？

疫苗接种是指根据疾病预防控制规划，按照国家规定的免疫程序，由合格的接种技术人员，给适宜的接种对象进行接种，提高人群免疫力，以达到预防和控制各种传染病发生和流行的目的。新生儿时期要接种的疫苗包括卡介苗和乙肝疫苗。一般情况下，是在出生24小时内接种。

卡介苗：是预防结核病的减毒活菌疫苗，为国家免疫规划的一类疫苗，由政府提供免费接种，接种程序为出生时接种一剂。卡介苗接种后2周左右，爸爸妈妈会发现宝宝接种部位的皮肤出现红肿，红肿会逐渐形成白色小脓疱，然后自行吸收或穿破表皮形成浅表溃疡，需要8~12周才会结痂。整个过程一

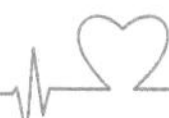

般不需做特殊处理，注意局部保持清洁即可。脱痂后便形成凹陷瘢痕，就是我们常说的“卡痕”。如果局部红肿面积越来越大，还出现腋窝淋巴结肿大，或者脓疱较大，溃烂较深，应及时到医院就诊。

乙型肝炎疫苗：是预防乙肝病毒感染最有效的方法，为国家免疫规划的一类疫苗，由政府提供免费接种。乙肝疫苗全程必须接种3针，按0、1、6个月程序，即接种第一针疫苗后，间隔1个月及6个月注射第2针和第3针疫苗。接种乙肝疫苗后爸爸妈妈应注意：接种后不能挤压接种部位，接种后24小时内不能擦洗接种部位。接种后注射部位可能有疼痛、触痛；罕见反应为一过性发热、局部红肿、硬结；极罕见反应为局部化脓、过敏性皮疹、过敏性休克。应注意观察宝宝的精神反应及吃奶情况，如有异常及时通知医生查看。

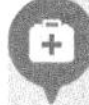

63. 新生儿疾病筛查是什么？

新生儿疾病筛查是通过采集宝宝足跟血，进行遗传代谢性疾病的筛查。主要筛查的疾病为苯丙酮尿症、先天性甲状腺功能减退症、先天性肾上腺皮质增生症、红细胞葡萄糖-6-磷酸脱氢酶缺陷病等。这些疾病都是引起宝宝体格发育异常和智力低下的主要原因。如果宝宝在出生后就能早期发现这些疾病，得到及时的诊断、治疗和干预，其智力和体格发育有可能达到正常水平。

筛查的对象为出生满48小时(充分哺乳至少6~8次)的宝宝。对于早产儿、低体重儿或由于提前出院等没有采血者，采血时间最迟不宜超过出生后20天。

采血后，有一部分爸爸妈妈会接到宝宝检测结果异常的通知，此时，爸爸妈妈不必过于紧张，因为筛查结果异常并不能马上确诊，也不代表宝宝一定患上该种疾病，只是需要再次复查确认，在筛查结果异常的宝宝中，只有小部分宝宝最终会被确诊。

64. 宝宝为什么要做听力筛查?

新生儿听力筛查是指用耳声发射检测仪对宝宝听力进行初步检查，以筛查出可疑听力受损人群的一种技术。一般在宝宝出生后48~72小时筛查。

因为宝宝刚出生时听力尚未发育完全，更不能主动地表达是否能听见或者听得清楚，爸爸妈妈也无法通过日常生活观察去判断宝宝听力是否有问题，而婴幼儿早期的听力损失势必会影响将来正常的语言习得和社会交往。因此，通过客观、快速和无创的新生儿听力筛查，及时发现宝宝早期听力异常就显得尤为重要了。早期发现听力异常的宝宝应尽早干预，如佩戴助听器或植入人工耳蜗，尽早进行声音刺激，能让孩子听力接近正常孩子。

听力筛查怎么做呢？一般在宝宝自然睡眠或安静的状态下，将大小合适的探头置入宝宝一侧耳道内，利用耳声发射仪进行测试，测完一侧后再测另一侧。如果初筛时单侧或双侧耳朵没有通过，并不代表宝宝听力有异常，需要在出生后42天内复筛，如果复筛仍未通过，应在3月龄时接受听力医学评估。

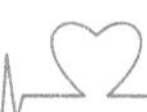

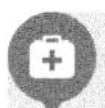

65. 宝宝为什么要进行先天性心脏病筛查?

先天性心脏病是指心脏、大血管在胚胎早期发育异常而引起的心血管结构和功能异常，简称为“先心病”。有报道，大约每1000个新生宝宝中就有8～10个宝宝的心脏是异常的，其中有1/3的宝宝属于重症先心病。患先心病的宝宝早期可能无明显的症状，有症状的宝宝主要表现为：①哭声低微，不响亮；②呼吸急促，吃奶无力；③生长发育缓慢；④面色苍白，烦躁不安，尤其在剧烈活动或哭闹后唇周发紫；⑤容易患感冒、肺炎等疾病，且患病后恢复慢。

患先心病的宝宝可出现肺炎、感染性心内膜炎、肺动脉高压、缺氧、心力衰竭、休克等并发症，严重危及生命健康。若在新生儿时期进行先天性心脏病的早期筛查，不仅可以做到早发现、早诊断，及时干预和治疗，提高治疗效果，降低婴儿死亡率，还能有效减少和避免先天性心脏病并发症及其所带来的经济负担。

因此，先天性心脏病筛查的目的就是为了在早期发现严重的、需要早期干预的先心病，做到早发现、早诊断、早治疗。新生儿先心病的筛查方法主要包括体格检查、胎儿超声心动图检查及脉搏血氧饱和度测量。当宝宝出生后，医生首先会进行初步评估，评估内容包括家族史、有无特殊面容、有无呼吸急促、发绀、其他先天异常、听诊有无心脏杂音，以及血氧饱和度的监测。初步评估若有异常，应遵照医生医嘱，进一步完善相关检查。

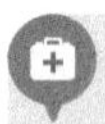

66. 宝宝从床上坠落应如何处理？

宝宝发生坠落后会因距离地面的高度、地面的材质等不同而造成不同的伤害，可能出现颅脑、肝脏等脏器出血，严重者甚至会危及生命。因此，需要引起爸爸妈妈的重视。如果宝宝不慎坠落，出现啼哭的情况，但没有出现手足抽动或意识丧失的情况，爸爸妈妈可以将宝宝抱起进行安抚，同时应注意宝宝坠落时身体着地的部位有无皮肤破损、出血、肿胀等症状。若无问题可以暂时居家观察24~48小时，密切观察宝宝是否有不愿意吃奶、呕吐（尤其注意观察是否是喷射性呕吐）、发热、嗜睡、吵闹、烦躁不安等表现，若有任何异常情况应及时抱宝宝到医院就诊。若宝宝摔落时出现头部出血，可以用家中备用的纱布或洁净的毛巾压在伤口上止血，并及时抱宝宝就医或者立即呼叫急救车。如果宝宝摔落时出现意识丧失、颜面青紫等情况，应尽可能不随意搬动宝宝，立即呼叫急救车等待医疗急救。

此外，爸爸妈妈学会如何避免宝宝发生坠落伤害也是非常重要的。首先，爸爸妈妈必须时刻谨记安全第一。其次，不要把宝宝单独留在大人视线范围外，宝宝应单独放置在有牢固栏杆围绕的小床上睡觉。最后，应避免让无行为能力的儿童搂抱宝宝。

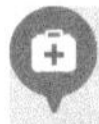

67. 宝宝发生烫伤应如何处理？

日常生活中，爸爸妈妈的疏忽大意或者“好心”往往在不经意间伤害到宝宝。比如发现宝宝手脚凉，用热水袋为宝宝保暖，而热水袋放置位置离宝宝太近或放置时间过长就会引起烫伤。另

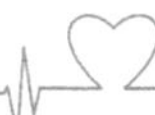

外，爸爸妈妈使用家庭取暖器给宝宝取暖，因照射距离过近，照射时间过长而使宝宝烫伤。

如果宝宝发生了烫伤，爸爸妈妈首先要保持镇定，立即让宝宝脱离热源，并且用流动的冷水冲洗烫伤部位15~20分钟。若烫伤部位无法冲洗，则可以采用冷敷法。以上所有动作都要轻柔，同时要保持创面干净、保持水疱的完整，在烫伤部位覆盖医用纱布或干净毛巾，并立即转送至医院做进一步的诊治。切忌采用涂抹牙膏、酱油、肥皂，搽盐等方法处理烫伤部位。

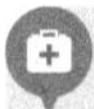

68. 什么是袋鼠式护理?

袋鼠式护理就是模仿袋鼠妈妈育儿的方式，妈妈以类似袋鼠妈妈将小袋鼠在育儿袋里养育的方式环抱着宝宝，把只穿着尿片的宝宝放在妈妈裸露的胸腹部，进行皮肤与皮肤的接触，以提供宝宝所需的温暖及安全感的一种护理方式。袋鼠式护理的对象主要是早产宝宝，首选宝宝的妈妈进行袋鼠式护理，爸爸也同样可以参与。

袋鼠式护理的好处如下：①妈妈和宝宝间皮肤与皮肤的接触，带给宝宝十足的安全感和亲密感，有助于早产宝宝保持体温恒定，减少宝宝哭泣，延长睡眠时间；②提高母乳喂养率；③增加母婴情感互动，降低妈妈的焦虑情绪，降低产后抑郁的风险；④让早产宝宝更加健康活泼；⑤降低感染的概率；⑥对将来宝宝的性格塑造也大有帮助。

袋鼠式护理也同样适用于足月宝宝，它是建立早期亲子关系的一大法宝；还可以提升母乳喂养的成功率；给宝宝提供安全感。

69. 怎么做袋鼠式护理?

袋鼠式护理(图3-10)的方法很简单。首先，妈妈或爸爸取半躺式姿势，宝宝只穿着尿片裸露地趴在妈妈或爸爸裸露的前胸，脸转向一侧，头稍稍抬高，以保持呼吸道通畅，便于妈妈或爸爸观察到宝宝脸部的情况。然后，妈妈或爸爸双手抱住宝宝，一只手托住宝宝臀部，以稳定头部和身体，另一手扶住宝宝肩背部，让宝宝的面部、胸部、腹部、手臂和腿部与妈妈或爸爸的胸部、腹部保持紧密地贴合，四肢屈曲，趴在妈妈或爸爸胸腹前，并盖好预热好的毛毯。

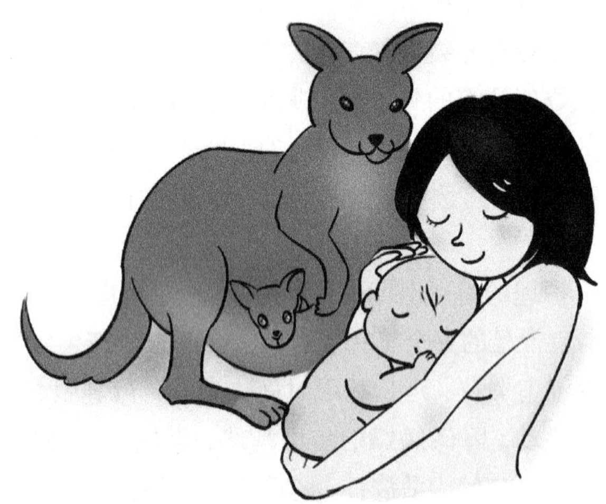

图3-10　袋鼠式护理

进行袋鼠式护理时应注意的事项有如下几点。

(1)首次实施时可每天进行30分钟，让彼此有个适应过程，

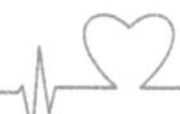

若宝宝无不适情况，可将实施时间延长到每天1次，每次1~2小时，再到每天2次，每次1~2小时。可以选择在上午10：00—12：00或下午14：00—16：00进行。

(2)实施过程中不要随意中断，不要频繁地更换体位，以免打断宝宝休息。

(3)在此过程中，妈妈可以同时哺乳。

(4)实施时，尽量将宝宝头朝上，便于爸爸妈妈看清宝宝面部，利于观察宝宝情绪，保证呼吸道通畅。

爸爸妈妈还应学会观察宝宝的行为表现，读懂宝宝发出的暗示。

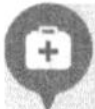

70. 早产宝宝有什么特点?

早产主要指的是妈妈怀孕满28周但还不足37周时，宝宝就出生了，这种情况下生出来的宝宝就是早产宝宝。早产宝宝身体各系统发育的成熟度都不如足月宝宝。爸爸妈妈了解早产宝宝的特点，才能更有针对性地护理好宝宝。

早产宝宝的外貌与足月宝宝有明显的不同。早产宝宝皮肤柔嫩，颜色粉红，皮薄而透明，甚至可以看到皮肤下的血管。皮下脂肪也很薄，皮肤松弛，皱纹多，使早产宝宝看起来像个“小老头”。早产宝宝的胎毛多，头发细软。外耳郭软薄，贴在头颅旁，不能立起。头骨缝较宽，囟门宽。女宝宝大阴唇常不能遮盖小阴唇，男宝宝的阴囊只有少数皱褶，睾丸未降入阴囊。手指和足趾的指甲软而短，足趾纹理也较少。

早产宝宝几乎全天都处于睡眠状态，哭声小、无力，肢体柔软，活动较少，肌张力低。由于体温调节中枢不成熟，皮下脂肪少，容易散热，容易受到环境温度的影响，早产宝宝必须特别注意保暖。呼吸系统发育不成熟，呼吸常不规则、浅而快。早产宝宝胃容量小，奶液在胃里面停留时间长，吸吮乳头或奶嘴的力气小，而且吃奶时吸吮动作与呼吸动作、吞咽动作不能够协调起来，所以容易出现吐奶和呛奶的症状。因此，早产宝宝的喂养必须更细心、更有耐心。

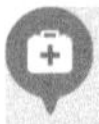

71. 如何给早产宝宝创造安全舒适的居家环境？

确保宝宝安全是爸爸妈妈需要做的最重要的事情。父母给予宝宝再多的爱和教育，都必须建立在安全的基础上。给早产宝宝创造安全舒适的居家环境应注意以下事项。

（1）做好手卫生，谢绝过多探视。早产宝宝免疫能力低，对各种感染的抵抗力弱，可能会因为探视亲友的口、鼻腔、手上带来的细菌、病毒感染而生病。因此，在宝宝回家的最初几个月内，尽量减少亲朋好友的探视，并与宝宝保持安全的距离。同时，接触宝宝前一定要洗净双手，这一点非常重要。

（2）宝宝居室维持适宜的温度、湿度，每天开窗通风2次，保持环境整洁卫生。室内避免摆放花草植物、毛绒玩具、地毯等易致敏物质。

（3）减少光线刺激。光线对早产宝宝的脑部发育也有很大影响，强光线刺激也可能使早产宝宝视网膜病变的发生率增加。因此，必须减少光线的刺激。白天可拉上薄窗帘以避免太阳光的直接照射。在夜间或睡眠时降低室内光线，明亮灯不要持续整夜照明，这样会导致早产宝宝的生物钟发生变化，难以建立昼醒夜眠的睡眠方式。随着早产宝宝长大，可以试着白天给他提供柔和的

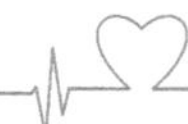

光线、夜晚提供较暗的光线，逐渐帮助他/她适应日夜周期。

（4）减少环境中噪声刺激。噪声对早产宝宝的大脑可造成伤害，影响宝宝正常的神经发育，因此，生活中应避免噪声影响宝宝。同时，对宝宝说话声音要轻柔，可以播放柔和的轻音乐或欢快的儿歌、童谣，音量不要太大，不要用力开、关家中房门，为宝宝营造一个安静、柔和的环境。

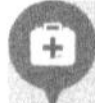

72. 为什么早产宝宝要重视保暖?

早产宝宝的体温调节中枢发育不完善，汗腺功能不健全，棕色脂肪较少（宝宝产热的主要来源），所以产热少，但散热面积大，容易散热，并且早产宝宝易受周围环境温度的影响。所以，爸爸妈妈应重视早产宝宝的保暖，使宝宝维持正常体温。需要和爸爸妈妈强调的是，既不能保暖过度，又不能保暖不足。

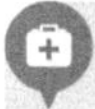

73. 如何给早产宝宝保暖?

早产宝宝保暖很重要，而我们常说的袋鼠式护理就是非常好的一种保暖方法，爸爸妈妈们可以积极尝试。

对于家庭护理中的保暖问题，给爸爸妈妈提出以下建议。

（1）保证适宜的温度、湿度。环境的温度控制在 24～28℃，宝宝居室必须注意空气流通，每天至少开窗通风 2 次。环境湿度对于保暖也很重要，湿度越低，空气中热传导也就越慢，不利于保暖；而湿度过高，则过于闷热，通常适宜的环境湿度在 55%～65%。

（2）居家日常护理：洗澡时，适当提高室内温度，且周围不要有空气对流。穿脱衣物亦会加快散热，故需要注意动作要快，及时擦干身上的水分。更换尿片时最好抱到暖和的地方再更换，动作也要迅速。衣物要保持清洁干燥，通常选择柔软透气的棉质衣物，穿戴应松紧适宜，根据实际情况增减衣物及调整包被厚度。熟睡时勿捂盖过严过多，切忌捂盖头部。寒冷季节需要给宝宝戴一顶暖和的帽子，防止热量从头部散发。早产宝宝穿的衣服应比足月宝宝稍多，但也要注意不能过度保暖。使用宝宝睡袋是比较好的保暖方法，其底部有拉链，方便护理与换尿片。

(3)细心的爸爸妈妈可以通过观察宝宝的面色、触摸宝宝的后颈背部温度来粗略估计保暖措施是否足够。无法判断时也可以使用体温计测量体温。如果后颈背部热而出汗，脸蛋通红，或有不安、烦躁等现象，说明穿着多了；如果后颈背部不温暖，手足发凉，则需增添衣服。特别提醒，爸爸妈妈严禁给宝宝使用热水袋、电热毯等取暖物品。

74. 早产宝宝为什么出院后还要定期去医院随诊?

早产宝宝由于各个器官还没有发育成熟就提早出生了，为了维持生命，出生后受环境、药物、疼痛等影响，所以早产宝宝大脑发育所经受的不良影响比足月宝宝多，远期的神经发育障碍和慢性健康问题的发生率可能也更高。因此，早产宝宝出院后必须定期到医院进行随访诊查。需要向爸爸妈妈强调的是，早产宝宝比足月宝宝更需要系统、规范、长期的随诊。早期发现宝宝神经系统损伤，进行早期有针对性的干预，可以最大限度地降低或者避免早产宝宝神经系统出现损伤，有效改善生存质量。

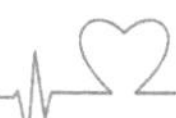

75. 早产宝宝如何进行定期随诊?

随诊前爸爸妈妈需要做好充分的准备：首先，要详细地记录宝宝每日吃奶情况及大小便的情况；其次，要总结宝宝养育过程中的疑问，以便就诊时咨询医生。

随诊时间：早产宝宝要到早产儿门诊长期随诊至 2 岁。6 个月以内的早产儿一般每月随诊一次；6~12 个月的早产儿每 2 个月随诊一次；12~24 个月的早产儿每半年随诊一次，然后可以每年随诊一次。

随诊时医生会询问宝宝出院以后的居家照顾情况、喂养情况，并测量宝宝的体重、身高和头围，判断宝宝发育是否达标。如果有发育落后的情况，医生会进行评估检查和喂养指导。随诊不仅包括体格生长，也包括眼底筛查、神经系统发育评估、运动发育评估等，早期发现问题，能及时得到纠正。

第四章

母乳喂养篇

给宝宝喂什么好？当然是母乳，这是您给宝宝最好的礼物，是最伟大的爱！母乳是大自然馈赠给人类最珍贵的礼物，也是女人用整个生命创造的一种文化。母乳喂养是世界卫生组织和联合国儿童基金会在全球范围内促进实现儿童生存、保护和发展目标的重要措施之一，是科技高度发达的时代，社会对母亲和儿童健康的特殊关爱。母乳喂养是宝宝和妈妈之间的第一次密切接触，妈妈给宝宝带来的不仅是营养和保护，还有爱与交流。下定母乳喂养的决心，并获得家人的支持，是您要做的。本章将对母乳喂养相关问题进行解答，希望对您有所帮助，让我们一起来支持、保护和促进母乳喂养！

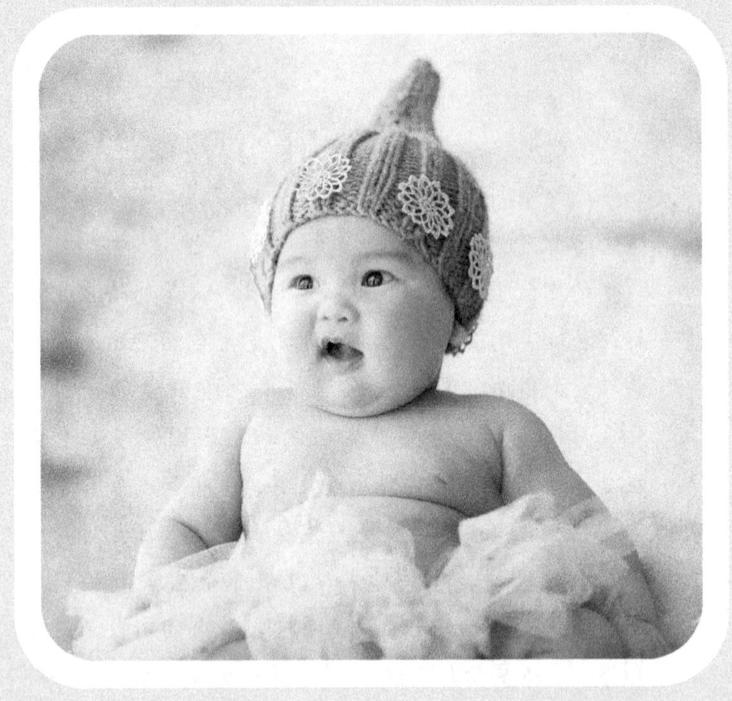

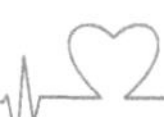

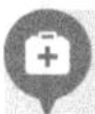

1. 什么是纯母乳喂养？

纯母乳喂养是指对 6 个月以内的宝宝除了母乳以外不给其喂养其他任何食物及饮料，包括水，但可以服用维生素、矿物质补充剂、药物滴剂或糖浆。

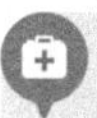

2. 什么是早吸吮、早接触？

早吸吮是指宝宝出生后 60 分钟内，开始吸吮妈妈的乳头；早接触是指正常分娩的妈妈应在宝宝出生后 60 分钟以内开始母婴皮肤接触，剖宫产的妈妈应在宝宝有应答后 60 分钟开始母婴皮肤接触，接触时间不能少于 30 分钟。

早吸吮、早接触有助于妈妈和宝宝建立情感连接；有助于妈妈子宫收缩，减少产后出血；也利于宝宝维持体温恒定；促进早期和长期的母乳喂养。而且刚出生的宝宝吸吮力很强，应让宝宝尽早地吸吮初乳。

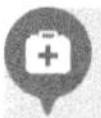

3. 什么叫做按需哺乳？

“按需哺乳”顾名思义是指妈妈按照宝宝的需求进行哺乳，当宝宝发出“饿了”的信号，或妈妈乳房有胀的感觉就可以开始喂奶了。

特别是在新生儿时期，宝宝的喂养次数和间隔时间都不应受到限制，每天(24 小时内)的哺乳次数应达到 8～12 次。当宝宝表现有吃手、找乳头等动作时，这都是宝宝发出的哺乳信号，这也是开始哺乳的最佳时机，不要等到宝宝哭闹不止时再给予回应，此时喂奶的效果会较差，宝宝容易发生肠胀气。

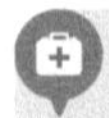

4. 母乳中的相关成分？

母乳是为宝宝提供出生之后最初 6 个月必需的全部营养成分，按照不同时期，可分为初乳、过渡乳和成熟乳。成熟乳又分为前奶和后奶两种类型。母乳中有超过 200 种已知的成分，其主要成分包括蛋白质、脂肪、糖类。人乳中蛋白质含量为牛乳的 1/3 左右。人乳蛋白质以乳清蛋白为主，人乳与牛乳的乳清蛋白成分也不同，人乳中含大量乳铁蛋白、α-乳白蛋白、免疫球蛋白 A 和溶菌酶等，均有抗菌作用，还有脂酶和蛋白水解酶，有助于脂肪和蛋白质的消化吸收。人乳中脂肪含量为 3.5~4.5 g/L，与牛乳相仿。人乳中含有 6.5%~7.5%的碳水化合物，其中最主要的是乳糖，含量约为 70 g/L，且 90%以上为乙型乳糖。

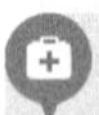

5. 母乳含有哪些免疫成分？

人乳与牛乳或配方奶相比，最重要的区别在于人乳含有免疫球蛋白，具有增强婴儿免疫力的作用，可防止宝宝发生腹泻，呼吸道和皮肤感染。母乳主要包含如下成分。

(1)免疫球蛋白：人乳中含有所有类型的免疫球蛋白，初乳中含量最高，特别是 sIgA，sIgA 在胃肠道内不受酸碱度影响，有抗感染和抗过敏作用。

(2)乳铁蛋白：这是一种铁结合蛋白，初乳中含量最高。

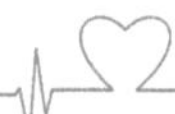

（3）溶菌酶：这是一种非特异性保护因子，含量为牛乳的3000倍。溶菌酶可促进乳酸杆菌生长，水解细菌细胞膜上的黏多糖，溶解细胞膜而杀伤细菌，上述因子在预防婴儿肠道和全身感染方面起着重要作用。

（4）细胞成分：人乳中含有大量免疫活性细胞，初乳中免疫活性细胞的总数可达1000万个/mL，其中85%是中性粒细胞和巨噬细胞，15%为淋巴细胞。

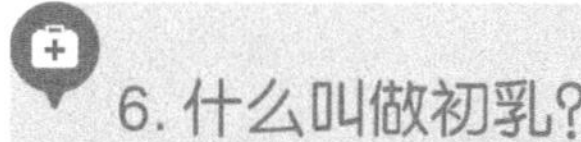

6. 什么叫做初乳?

初乳是指产后7天内分泌的乳汁。其颜色为深柠檬色，比较浓稠，量少，每天15~45 mL，初乳中蛋白质含量比成熟乳多，尤其是分泌型IgA。脂肪和乳糖则较成熟乳少。

7. 初乳有多重要?

初乳是妈妈给宝宝提供的最珍贵的食物，其中含有宝宝所需要的营养和能量，其富含有免疫作用的乳铁蛋白和球蛋白，能够很好地保护宝宝的肠道功能。与此同时，初乳能减少新生儿黄疸、低血糖等风险的发生。尤其是对于早产宝宝而言，初乳十分重要。由于早产宝宝体重轻，脏器尚未充分发育，用母乳喂养更加有利于增强早产宝宝的免疫能力。胎龄小的宝宝在新生儿科住院期间，妈妈无法亲喂或用奶瓶喂养，此时妈妈仍需要尽可能地提供初乳，由医护人员用滴管等辅助喂养工具进行喂养。

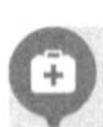

8. 什么叫做过渡乳?

过渡乳是指妈妈产后7~14天之间分泌的乳汁，其乳量有所增加，脂肪含量最高，蛋白质与矿物质含量渐减，其中乳铁蛋白和溶菌酶含量仍保持稳定水平。乳汁中的IgA、IgG、IgM和C3、C4的含量则迅速下降。

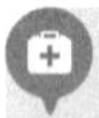

9. 什么叫做成熟乳?

成熟乳是指妈妈产后14天以后分泌的乳汁，每天泌乳总量为700~1000 mL，一般产后6个月以后母乳泌乳量与乳汁的营养成分逐渐下降。

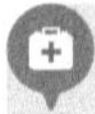

10. 前奶与后奶的区别?

在每一次喂养过程中，乳汁成分也有所不同。喂养时宝宝先吸吮出的乳汁清亮，称为前奶[图4-1(a)]，其外观较稀，但含有丰富的蛋白质、维生素、无机盐、乳糖和水分；宝宝后吸吮出的乳汁白而浓稠，称为后奶[图4-1(b)]，后奶中含有大量的脂肪，提供能量多。所以喂养时，应尽可能地让宝宝吸吮到后奶，以便获得更多的营养。

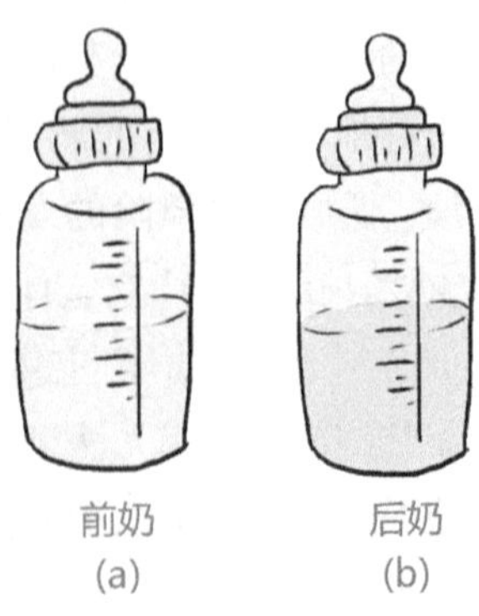

图4-1　前奶与后奶

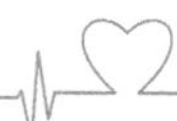

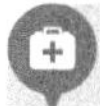

11. 母乳喂养对宝宝有哪些好处?

母乳对宝宝而言，是最健康、最安全的食物，也是宝宝的营养来源。母乳喂养对宝宝有以下好处。

(1)母乳喂养可提供宝宝在不同时期生长发育所需要的各类营养素，最适合宝宝胃肠功能的消化与吸收，完全能满足宝宝出生后前6个月生长所需要的营养。

(2)母乳喂养可为宝宝提供生命最早期的免疫物质，能够减少腹泻、感染性疾病的发生。

(3)母乳喂养可促进宝宝胃肠道的发育，提高对母乳营养素的消化、吸收、利用。

(4)母乳喂养可促进宝宝神经系统发育，母乳中含有促进神经系统发育的必需营养素如牛磺酸、DHA。这两种物质对宝宝脑神经发育十分重要。

(5)母乳喂养可降低宝宝成年后患代谢性疾病的概率。母乳喂养的宝宝在出生后1~2年生长发育正常，成年后患代谢性疾病如肥胖、高血压病、高血脂、糖尿病、冠心病的概率明显降低。

12. 母乳喂养对妈妈有哪些好处?

很多人其实并不知道母乳喂养可以为妈妈带来许多好处，有很多妈妈在初为人母时，因为畏惧、疲劳而对母乳喂养产生了抵触情绪。其实，母乳喂养是母婴的相互馈赠，对妈妈而言，也有很多好处。

(1)母乳喂养可增进妈妈和宝宝的感情。妈妈在哺乳过程

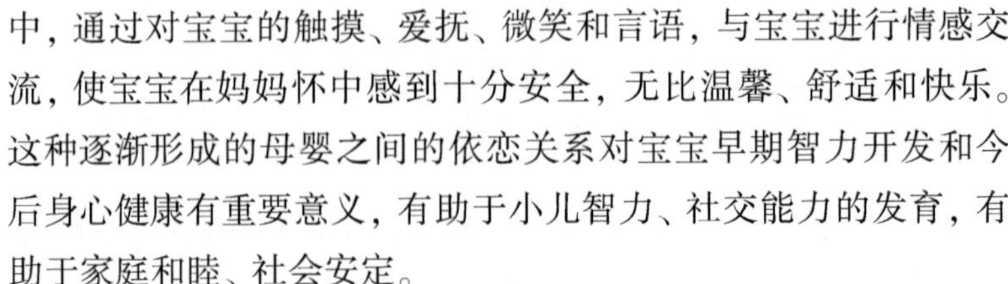

中，通过对宝宝的触摸、爱抚、微笑和言语，与宝宝进行情感交流，使宝宝在妈妈怀中感到十分安全，无比温馨、舒适和快乐。这种逐渐形成的母婴之间的依恋关系对宝宝早期智力开发和今后身心健康有重要意义，有助于小儿智力、社交能力的发育，有助于家庭和睦、社会安定。

（2）母乳喂养可促进乳汁分泌和生育调节。宝宝吸吮刺激使大脑底部的垂体前叶反应性地分泌催乳素，促进乳汁分泌。母乳喂养还可自然避孕，与催乳素有关的激素能抑制排卵，因此母乳喂养可延长生育间隔，有利于计划生育。此外，妈妈体内的蛋白质、铁和其他营养物质通过产后闭经得以储存，有利于产后恢复。

（3）母乳喂养可促进妈妈产后康复。能促进子宫的复原，防止产后出血。吸吮刺激使大脑底部的垂体后叶反应性地分泌催产素，使子宫收缩，减少产后出血。

（4）母乳喂养还能减少妈妈患乳腺癌和卵巢癌的可能性。

（5）母乳喂养有助于降低绝经后骨质疏松症的发生风险。

13. 母乳喂养的操作要点有哪些？

吸吮是宝宝与生俱来的能力，但对于妈妈而言，需要拥有耐心和信心来学习母乳喂养的技巧与宝宝“共同成长”。母乳喂养的具体过程如图4-2所示。

（1）妈妈应在喂奶前先替宝宝更换好尿片，然后洗净双手，再用温开水洗净乳头及周围的皮肤。

（2）喂奶姿势要以舒适为原则。妈妈身体保持全身放松，找到让自己舒适的位置。此时，妈妈可以使用哺乳凳、哺乳枕等喂养工具为身体提供支撑。

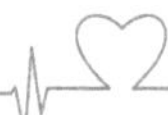

（3）妈妈一手轻轻托住宝宝臀部，让宝宝头和身体自然靠在妈妈肘上，呈一直线，宝宝的下颌贴乳房，鼻尖对乳头；妈妈另一只手呈“C”字形托起乳房，用乳头触碰宝宝嘴唇，待宝宝张大嘴时，将乳头和大部分乳晕放进宝宝的嘴里，让其含住。

（4）如果在哺乳过程中，妈妈感觉乳头疼痛，妈妈应该让宝宝松开乳头重新含接乳头。

（5）宝宝的胃呈水平位，吃奶时容易吸入一些空气，造成溢奶。喂养结束后，应由妈妈或家属将宝宝抱起，靠在肩上，轻轻拍其背部，让他呃气，吐出所吞进的空气后才能让他平躺，以防止吐奶。

哺乳前
洗净双手
妈妈取舒适姿势，“C”字形托起
乳房，宝宝含住乳头和大部分乳晕
哺乳后轻拍宝宝
背部，让其打嗝排气

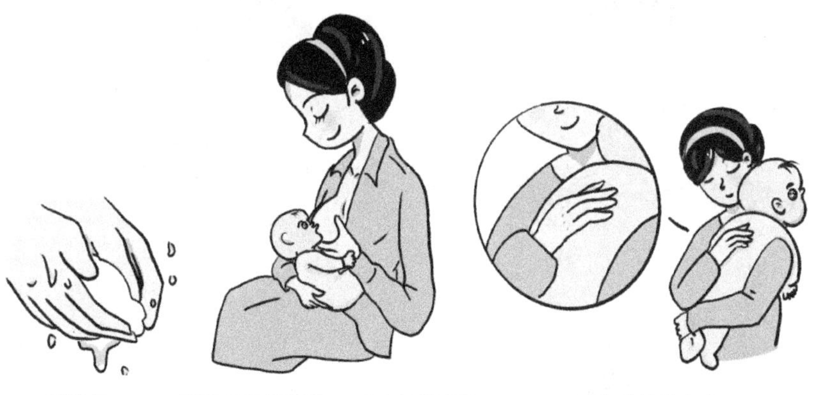

图 4-2　母乳喂养的过程

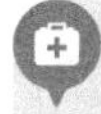

14. 正确的喂养姿势有哪些？

宝宝出生后，很多新手妈妈都不知道正确的喂养姿势，而正确的喂养姿势会让妈妈和宝宝更舒服，下面我们一起来解锁常用的 4 种母乳喂养姿势(图 4-3)。

(1)摇篮式：这是日常哺乳最常用的喂养姿势，妈妈用手臂的肘关节托住宝宝头部，使宝宝的腹部紧贴妈妈身体。

(2)交叉式：适合喂养困难的妈妈，妈妈用宝宝吸吮乳房对侧的手臂来支撑宝宝的头部和身体，用同侧手辅助托住宝宝。

(3)橄榄球式：适合剖宫产术后、乳房较大的妈妈；宝宝困倦的时候。

(4)侧卧式：适合剖宫产术后、夜间哺乳的妈妈。

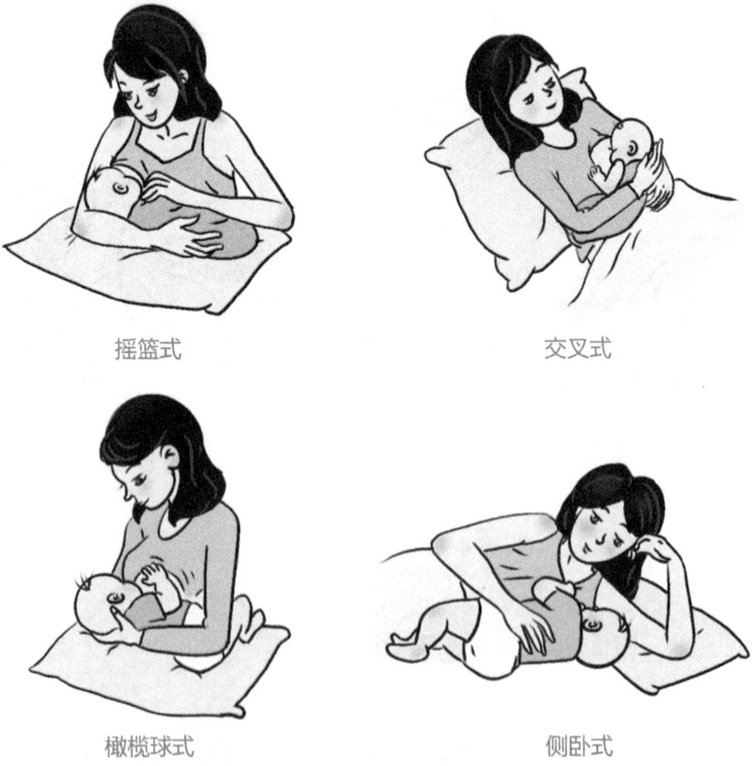

摇篮式　　交叉式

橄榄球式　　侧卧式

图 4-3　正确的母乳喂养姿势

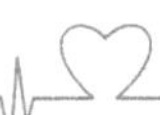

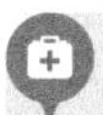

15. 剖宫产术后妈妈如何进行母乳喂养?

剖宫产术后，妈妈可能会因为伤口的疼痛，从主观因素上认为其影响了泌乳，其实不然，只要做到“三早”(早接触、早吸吮、早开奶)，掌握正确的哺乳姿势，剖宫产术后妈妈照样可以成功地进行母乳喂养。

(1)剖宫产术后，妈妈做到“三早”非常重要。有研究表明，剖宫产可能是导致泌乳延缓的影响因素之一。很多新手妈妈都认为剖宫产手术中使用的麻醉药会影响乳汁质量，拒绝尽早哺乳。事实上，麻醉药的剂量不会对乳汁造成任何影响。因此，剖宫产术后的妈妈应做到“三早”。在术后麻醉药物没有失效前，妈妈感受不到伤口的疼痛，这是剖宫产术后喂养的最佳时机。

(2)剖宫产术后，妈妈会因为伤口的疼痛，无法坚持采用摇篮式的喂养姿势进行哺乳，因此，在术后的前 6 小时内由于妈妈要去枕平卧，可以采用平躺的姿势哺乳；术后 6 小时妈妈能翻身之后，可以尝试采用侧躺式或橄榄球式喂养姿势进行哺乳，这两个姿势可以防止宝宝压到伤口。

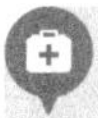

16. 怎样判断宝宝含接姿势正确、吸吮有效呢?

在吸吮过程中，宝宝的下颌贴在妈妈的乳房上，嘴张得很大，下唇向外翻，嘴上方的乳晕比下方多，舌头呈勺状，环绕妈妈的乳晕，且面颊鼓起，呈圆形(图 4-4)。如果当宝宝在吸吮时，面颊内陷，这表明宝宝只含住了妈妈的乳头而没含接到乳晕。同时宝宝慢而深地吸吮，且能听到宝宝吞咽的声音，表明含

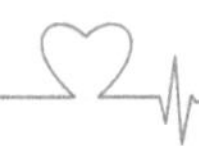

接姿势正确，吸吮有效。如果宝宝在吸吮时伴有“咂咂”声，这说明含接姿势不正确，吸吮无效。

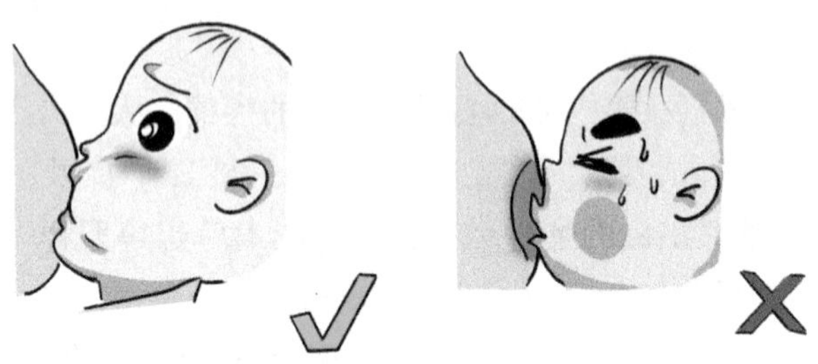

图 4-4 正确的含接姿势

17. 增加奶量的方法有哪些？

如果妈妈判断宝宝没有吃到足够的母乳，应尽快发现问题并采取措施，这样才能改善奶量不足的问题。首先，妈妈应该自行检查母乳喂养的姿势和含接方式是否正确。其次，唯有乳汁频繁排空，才会向大脑传递“奶量不足”的信号，所以宝宝吸吮次数越多，产奶就越多。再次，妈妈保持良好的心态，保证充足的休息，注意均衡饮食，也是增加奶量不容忽视的环节。

18. 什么是奶阵？

奶阵就是射乳反射，民间也叫“奶惊”。在宝宝吸吮过程中，妈妈身体会释放催产素，催产素会使乳腺腺泡周围的肌上皮细胞收缩，腺泡收缩，乳汁就会挤出，有时可能会大量地喷出乳汁。此时，宝宝再配合吸吮，就会让宝宝在短时间内吃饱。

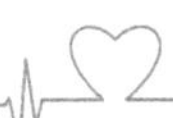

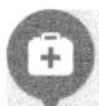

19. 奶阵发生时，妈妈会有什么感觉？

一般来说，当奶阵发生的时候，有的妈妈会感受到乳房酥酥麻麻，有触电的感觉，且有轻微的刺痛感。有的妈妈会看到乳头喷射出大量的白色乳汁。还有的妈妈会发现宝宝吸吮的节奏突然变为了缓慢深长的吞咽。乳汁很多的情况下，乳汁可能会从宝宝的口腔溢出。喂奶过程中，如果妈妈发生奶阵的次数越多，就意味着宝宝吃到的奶越多。

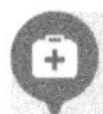

20. 感受不到奶阵就是没奶吗？

在每一次哺乳过程中，都可以产生多次奶阵，但不是每次奶阵妈妈都能感受到，所以感受不到奶阵，并不能代表您就没奶。只要吃奶时能观察到宝宝有吞咽动作，每天大小便充足，体重正常，就能说明宝宝吃到了足够的奶水，妈妈一定不要轻易否定自己。

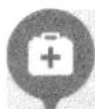

21. 如何诱发奶阵？

首先，妈妈应该养成良好的喂养规律，保证充足的睡眠，保持愉悦的心情，健康的饮食习惯。其次，亲喂能更加容易诱发奶阵，无法做到亲喂的妈妈可在拔奶时通过看宝宝的照片、听舒缓的音乐等方式积极地刺激多种器官，都可能帮助诱发奶阵。最后，妈妈可搭配轻柔的乳房或乳头按摩。

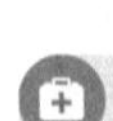

22. 如何判断宝宝是否吃饱?

妈妈总是因为无法判断宝宝是否吃饱而过于担忧。其实，可以通过宝宝的大小便和生长曲线的变化来判断宝宝是否吃饱。

(1) 每天哺乳次数至少 8~12 次。

(2) 宝宝在出生后 7~10 天内体重应该恢复至出生时体重；此后体重应持续增加，满月时应增长 600 g 及以上。

(3) 宝宝每日排尿应在 6 次以上，且尿色清亮；每日排胎便 3~4 次，3~4 天后大便颜色从墨绿色逐渐变为黄色，可说明摄入了足够的母乳。

(4) 宝宝自己松开乳头，表情满足且有睡意。

(5) 喂养前妈妈乳房饱满，喂养后变软；如果喂养过程中乳房一直充盈饱满，说明宝宝吸吮无效。

23. 妈妈为什么会乳汁不够?

不少妈妈都面临着乳汁不够的情况，担心无法给宝宝充足的营养。那么，妈妈到底是为什么会乳汁不够呢？可能存在以下几个方面的原因。

(1) 自身方面的因素：①营养状况。妈妈的饮食及营养状况是影响泌乳的重要因素。妈妈自身营养对乳量的影响比乳质更明显。因此，因营养状况不良、食欲差(生病)或担心发胖而进食少等都会影响泌乳。②精神状态。由于下丘脑功能与情绪相关，而与泌乳有关的各类激素都直接或间接地受下丘脑的调节。所以当妈妈长时间处于担忧、紧张情绪或疼痛情况时，很可能导致

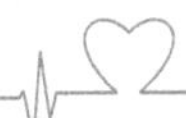

射乳反射暂时不活跃。③信心不足。妈妈太年轻或缺乏家庭和朋友的支持，都会使妈妈因宝宝的行为而丧失母乳喂养的信心。④乳头皲裂。由于宝宝的含接姿势不正确，可致乳头皲裂，乳头皲裂产生的疼痛感会反射性引起乳量分泌减少。同时裂口护理不当还会导致乳腺炎，甚至脓肿，最终使妈妈停止母乳喂养。

（2）母乳喂养的因素：①开奶延迟。如果宝宝没有在第 1 天内开始哺乳，则会影响催乳素的分泌。②没有做到按需哺乳。在宝宝出生后的前 4 周内没有做到按需喂哺（每天喂奶次数不少于 8~12 次），这是宝宝得不到足够母乳的最常见原因。③夜间少喂或不喂。妈妈在产后前几天因感觉疲倦或在未适应母乳喂养前夜间很少喂养或不喂，这样会使催乳素分泌明显减少。④开奶前添加辅食。宝宝的饥饿感得到满足后，对吸吮母乳的渴求感减少，宝宝的吸吮减少，催乳素的分泌也相应会减少。⑤使用奶瓶和安慰奶嘴。给母乳喂养的婴儿使用奶瓶或者安慰奶嘴，会使宝宝产生乳头错觉而不愿或拒绝吸吮母乳，由于减少对乳房的吸吮刺激，致使泌乳量减少。

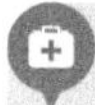

24. 如何促使母乳喂养成功?

做到以下几点，能更好地促使新手妈妈母乳喂养的成功。

（1）妈妈的精神状态与泌乳有关。与泌乳有关的多种激素均直接或间接地受下丘脑调节，而下丘脑功能与情绪有关。因此妈妈应保持良好的精神状态，愉快的心情是促进乳汁分泌的十分重要的因素。

（2）妈妈的饮食和营养状况与泌乳密切相关。产后 1~3 天最好吃些清淡而易消化的食物（在乳腺管未通畅前，切勿急着发奶，

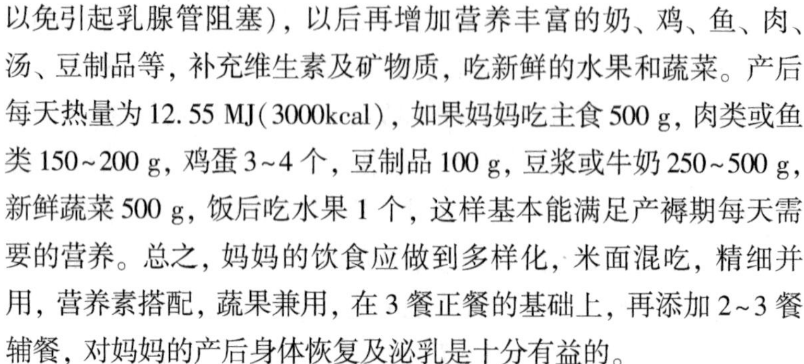

以免引起乳腺管阻塞)，以后再增加营养丰富的奶、鸡、鱼、肉、汤、豆制品等，补充维生素及矿物质，吃新鲜的水果和蔬菜。产后每天热量为12.55 MJ(3000kcal)，如果妈妈吃主食500 g，肉类或鱼类150~200 g，鸡蛋3~4个，豆制品100 g，豆浆或牛奶250~500 g，新鲜蔬菜500 g，饭后吃水果1个，这样基本能满足产褥期每天需要的营养。总之，妈妈的饮食应做到多样化，米面混吃，精细并用，营养素搭配，蔬果兼用，在3餐正餐的基础上，再添加2~3餐辅餐，对妈妈的产后身体恢复及泌乳是十分有益的。

(3)产褥期间，妈妈应遵循有规律的作息时间。每天应保证睡眠8~9小时，并学会与宝宝同步休息。注意适当的运动(如室内活动、产后操、散步、阳台上晒太阳等)，保持愉快的心理状态，这样不仅有利于乳汁的分泌，也有利于产后母亲身体的恢复。

(4)帮助妈妈树立信心。对孕、产妇及其亲属进行母乳喂养相关知识的宣传，母乳喂养技巧指导，使妈妈增强母乳喂养的信心，扫除心理障碍，充分认识母乳喂养对婴儿的好处和重要性，认识到妈妈用自己的乳汁哺育宝宝是妈妈的天职，是正常的、自然的、健康的生理现象。

(5)宝宝有效地吸吮是维持乳汁分泌的重要因素之一。宝宝有效吸吮对乳头的刺激，通过神经反射传到垂体前叶，促使其分泌催乳素而维持乳汁分泌。同时，吸吮也反射性地引起垂体后叶分泌催产素，催产素能促使乳腺腺泡周围的肌上皮细胞收缩，将乳汁挤入乳腺腺泡，经乳腺导管及乳窦而产生射乳反射。乳汁中还存在一种抑制乳汁分泌的因子，它是一种多肽，当大量乳汁存留在乳房内时，该因子就抑制泌乳细胞分泌乳汁。因此，宝宝有力吸吮、排空乳房是刺激妈妈分泌乳汁的有效方式。

(6)坚持母婴同室，按需哺乳(尤其注意夜间不间断哺乳)、早开奶、掌握哺乳技巧，科学地保健乳房，这些对建立母乳喂养

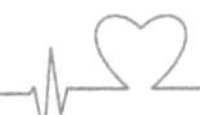

十分重要。

25. 6 个月内纯母乳喂养的宝宝还需要喂水吗?

6 个月内纯母乳喂养的宝宝不需要喂水。《美国儿科学会育儿百科》中提及，6 个月内纯母乳喂养的宝宝无须额外补充水分，母乳喂养能满足 6 个月内宝宝对所有营养物质和水的需求，母乳中含有充足的水分，含水量通常达到 90%。

哺乳期的妈妈为了增加乳汁分泌量，应该多饮水、多喝汤，以满足自己的生理代谢需求。一定不要等到自己感到口渴后才喝水。

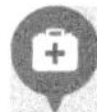

26. 母乳喂养时期的妈妈应添加哪些营养?

母乳喂养时期的妈妈，应注意食物的营养均衡、多样化，但不宜过量。每天能量的摄入应比非孕期增加 500 cal，应增加鱼、禽、蛋、瘦肉及海产品的摄入，增加蛋白质的摄入，有利于乳汁的分泌。还应增加铁、维生素及微量元素的摄入。与此同时，妈妈应适当增饮奶类、多喝汤水，以促进宝宝钙的摄入和增加乳汁的分泌量。

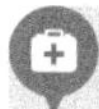

27. 母乳喂养时期的妈妈有哪些食物不能吃?

哺乳期间的妈妈不能吸烟、喝酒，烟酒都可能影响乳汁的分泌，且酒精和尼古丁都可以通过乳汁进入宝宝体内，会影响到宝宝的运动发育和睡眠。另外，浓茶和咖啡中都存在咖啡因成分，饮用后，宝宝会过度兴奋，妈妈应该尽量少喝或不喝浓茶、咖啡。此外，妈妈也不能吃辛辣、油腻的食物，这两类食物中的有害物质可通过乳汁影响宝宝健康。

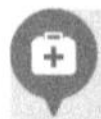

28. 妈妈胀奶怎么办?

在分娩3~5天后，乳腺管通畅，乳房颜色正常，可见乳汁溢出。此时，妈妈可能会感受到乳房充盈、胀痛、皮肤温度稍许升高，这是生理性胀奶的正常现象，妈妈不用过于担心，只需要让宝宝按需哺乳，及时排空乳房，妈妈就会舒服很多。但如果妈妈长时间未哺乳或宝宝无法有效吸吮，导致乳腺导管不通畅，乳汁淤积在乳房内，就可能引发病理性胀奶。此时，妈妈会感受到乳房皮肤紧绷，乳头红肿发亮，乳汁流出不畅，体温可升高持续24小时。因此，预防发生病理性胀奶最重要的措施是疏通乳腺导管，及时排出乳汁。可通过乳房按摩(图4–5)和手法挤奶来疏通乳腺管管。妈妈出现发热症状时，可服用对乙酰氨基酚缓解症状。

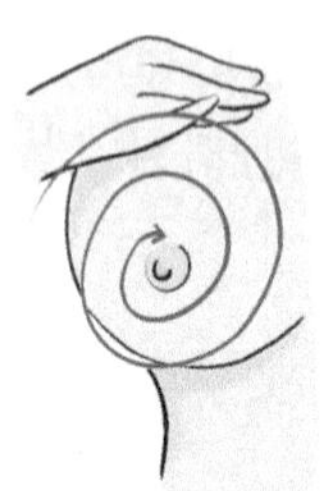

第一步
用2到3根手指
从外向乳头方向
打圈按摩乳房

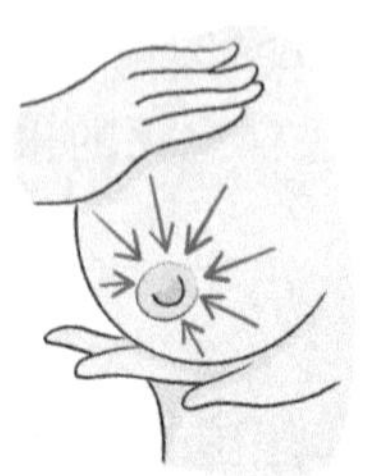

第二步
用整个手掌从
底部向乳头尖
轻轻拍打乳房

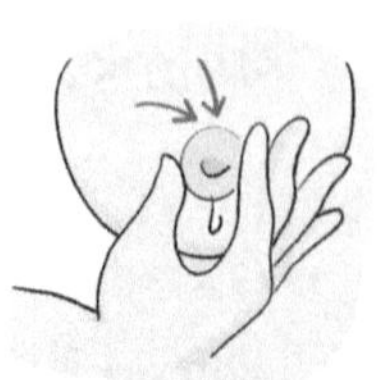

第三步
将食指和拇指
放在乳晕周边，
轻轻挤奶

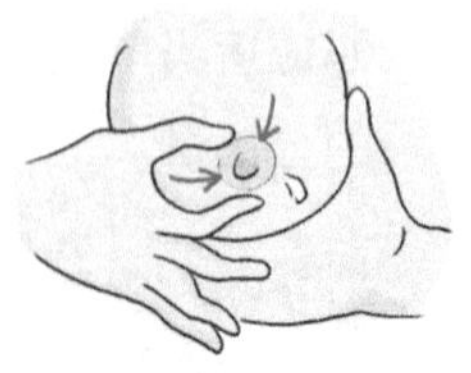

第四步
拇指和食指在乳晕周边
不断变换位置，将所有
的乳汁彻底排空

图4–5　乳房按摩图

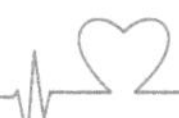

29. 如何手法挤奶?

手法挤奶是最为简便的挤奶方式，所有的妈妈都应该学会如何进行手法挤奶，妈妈可以通过手法挤奶的方式来缓解乳胀等不适。

手法挤奶的具体步骤如下。

(1)用温水和洗手液彻底洗净双手后，准备好储奶容器，选择一个令人感到舒适且私密的地方挤奶。

(2)轻柔按摩乳房：从乳房上方向乳头的方向轻柔按摩，帮助妈妈建立射乳反射，用指腹刺激乳头凸起。

(3)遵循“按压—挤奶—松开”的方法：将储奶容器靠近乳房，一手托住乳房，另一手将拇指及示指放在距离乳头根部 2 cm 处，两指相对，向胸壁方向轻轻下压，再将手指对捏挤奶，然后松开。有节奏地反复上述动作完成挤奶。

(4)从每个方向按照以上步骤按压乳晕，让每一根乳腺导管的乳汁都完全挤出。按压乳晕的手指不应在皮肤上滑动或摩擦，不宜过于用力。一侧乳房至少挤压 3~5 分钟，为了挤出更多的乳汁，持续挤压 20~30 分钟为宜。

(5)在储奶容器上写好时间，及时储存乳汁。

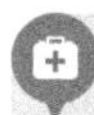

30. 新型冠状病毒会通过母乳传播吗?

《新型冠状病毒感染防控方案(第十版)》明确指出，新型冠状病毒属于 β 属冠状病毒，其传染源主要是新型冠状病毒感染者，主要传播途径是经呼吸道飞沫和密切接触传播，在相对封闭的环境中可经过气溶胶传播，接触被病毒污染的物品也可能造成感染。而在研究中尚未发现新型冠状病毒可通过母乳喂养传播，所以妈妈不要因为内心的恐慌而盲目地停止母乳喂养，反之，母乳喂养能持续给予宝宝免疫保护。

31. 妈妈疑似或确诊为新型冠状病毒感染时，如何坚持母乳喂养？

当妈妈疑似或确诊新型冠状病毒感染时，是可以坚持进行母乳喂养的。若家庭条件允许，应让妈妈在休息期间隔离在另外的房间，保证每天按时通风换气，定期清洁和消毒妈妈接触过的物体表面。在喂养过程中，妈妈应该全程规范佩戴一次性医用口罩，一旦口罩潮湿，应及时进行更换。妈妈在接触宝宝前，用含有酒精成分的洗手液洗手，更换干净衣物。如果妈妈出现打喷嚏或咳嗽症状时，应使用清洁纸巾遮挡，用后应立即将纸巾扔入垃圾桶，并重新洗手。但妈妈如果由于身体不适无法直接进行母乳喂养，可以考虑将乳汁拔出后进行喂养，待妈妈身体好转后，应该重新给宝宝哺乳。

32. 妈妈患有乙型肝炎，可以母乳喂养吗？

妈妈患有乙型肝炎是可以母乳喂养的。接种乙型肝炎疫苗是预防乙肝感染的最有效的方法。对于 HBsAg 阳性母亲的宝宝，应在出生后 12 小时内尽早注射乙型肝炎人免疫球蛋白 100 国际单位，同时按照国家计划免疫规定，完成 24 小时内、1 月龄和 6 月龄儿童的三次乙肝疫苗的接种。

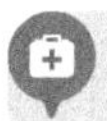

33. 乙型肝炎妈妈在进行母乳喂养时应特别注意哪些事项?

乙型肝炎妈妈在进行母乳喂养时应注意以下事项。

(1)哺乳前应洗手，用干净的温热毛巾或棉柔巾轻轻擦拭乳头后再给宝宝进行喂养。

(2)皮肤、黏膜溃疡是乙肝病毒传播的通道，如果妈妈乳头皲裂，或宝宝口腔溃疡，应暂停母乳喂养。等伤口愈合后再进行母乳喂养，以减少病毒直接进入宝宝血液的机会。

(3)妈妈和宝宝的用品都应独立使用。

(4)有条件的家庭可定期对宝宝进行乙肝抗原、抗体检测。

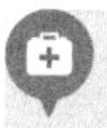

34. 妈妈患有艾滋病可以进行母乳喂养吗?

对艾滋病患者所生宝宝，我国提出的喂养策略是：提倡人工喂养，避免母乳喂养，杜绝混合喂养。但对于不具备人工喂养条件而选择母乳喂养的感染产妇及其家属，宝宝生后建议纯母乳喂养，并尽早改为人工喂养。

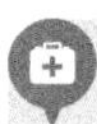

35. 哺乳期妈妈生病用药了还可以母乳喂养吗?

哺乳期的妈妈一旦生病，会陷入深深的思索，担心生病会传染给宝宝，担心服用的药物会通过乳汁给宝宝带来伤害，妈妈可能会选择硬抗或停止母乳喂养。其实这些都是不可取的。有明确数据证实，如果妈妈因为担心药物的不良反应而停止哺乳，为宝宝更换为配方奶，反而对宝宝的影响更大。

哺乳期妈妈生病应及时就医，在医生指导下安全用药，常用药物的安全性分为5个等级(表4-1)，可以通过《药物与母乳喂养》查询药物分级，若妈妈使用药物是L1～L2级药物，可以继续母乳喂养；若使用L3级药物，应在医生指导下用药；若使用L4～L5级药物，应暂停母乳喂养，坚持定时使用拔奶器拔奶，并挤出乳汁倒弃，等药物在体内清除后，可继续喂奶。与此同时，妈妈若是在哺乳后用药，可以将下次哺乳间隔时间拉长。

表4-1　哺乳期药物风险分级

风险等级	安全性	哺乳建议
L1	非常安全	无须停止
L2	比较安全	无须停止
L3	可能安全	医生指导下用药
L4	可能存在危险	停止哺乳
L5	禁忌	停止哺乳

36. 宝宝生病了可以继续母乳喂养吗?

宝宝生病了，食欲会变差，不愿意吃东西，爸爸妈妈要给宝宝选择易消化的食物进行喂养，而母乳就是给宝宝最好的一剂“良药”。乳汁中的营养成分为宝宝提供保护。

有些宝宝生病后出现鼻塞等不适症状给喂养带来困难，妈妈可以调整喂养姿势，保持身体放松，尽可能使身体直立起来，将宝宝竖起来进行哺乳，这样可缓解宝宝的不适症状。而有些宝宝生病后出现拒奶的现象，此时妈妈需要非常耐心，一边安抚宝宝一边让宝宝频繁地吸吮。如果实在无法亲喂，那妈妈可以考虑使

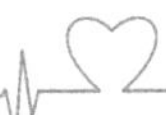

用小勺等喂养工具进行喂养。

总之，宝宝生病了，是可以继续母乳喂养的，这样做不仅给宝宝补充了营养和水分，也能够促进宝宝的身体康复。

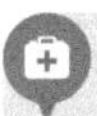

37. 如何进行乳头护理？

母乳中含有抗体，可以抑制多种细菌的滋生，是最天然的保护。哺乳前应避免使用肥皂清洗乳头。哺乳后乳头自然晾干，如果乳头皲裂，建议妈妈可在喂奶后挤 1~2 滴乳汁在乳头上或使用羊脂膏涂抹乳头。使用防溢乳垫的妈妈，若有乳汁溢出，应及时更换防溢乳垫，使其保持干燥。

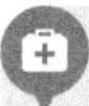

38. 妈妈乳头扁平或凹陷该怎么办？

孕妈妈在妊娠 37 周前，不主张刺激乳头，以免诱发宫缩，引起早产。在妊娠 37 周后，可做十字操（图 4-6）或牵拉乳头来改善乳头扁平或凹陷的情况。在分娩后，妈妈应该树立喂养信心，及早进行早接触、早吸吮、早开奶。在喂养过程中，有一些宝宝可能会发生含接困难的情况，妈妈应多让宝宝靠近自己的乳房，

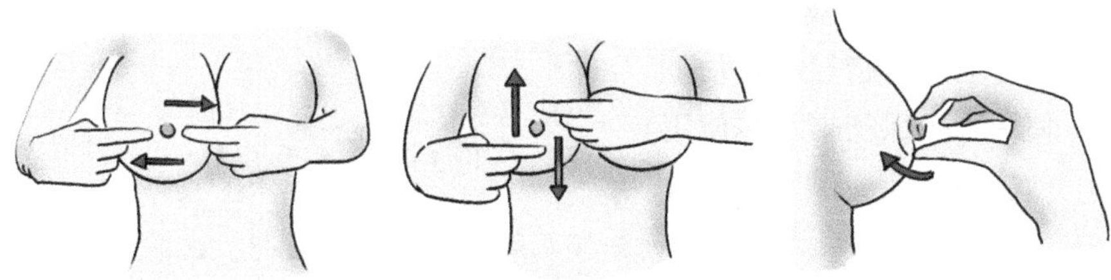

图 4-6　十字操

只要宝宝感兴趣就会尝试去含接乳房。妈妈乳头凹陷严重，宝宝不能有效充分含接的情况下，可尝试使用乳头保护器，但使用时应慎重，宝宝一旦能含接乳房时，就应及时撤离乳头保护器。

39. 妈妈乳头大该怎么办？

有部分妈妈乳头非常大，大到刚出生的宝宝的小嘴塞不下妈妈的乳头。此时，妈妈可以通过哺乳辅助工具来进行哺乳。随着宝宝月龄增大，宝宝就能成功地含接住乳头了。

40. 乳头保护器如何使用？

乳头保护器(图 4-7)又被称为“假乳头”，其作用是在母乳喂养时贴合在妈妈乳头和乳晕周围，宝宝通过乳头保护器与妈妈乳房含接。在妈妈乳头疼痛、乳头扁平凹陷、早产儿或不能有效含接吸吮时，可在专业人员指导和评估下使用乳头保护器。在使用前应确保乳头保护器和双手清洗干净，佩戴时将其侧翼和奶嘴部分翻过来 1/3，双手用力拉住侧翼，使奶嘴基部略微拉伸，然后佩戴到乳头和乳晕上，最

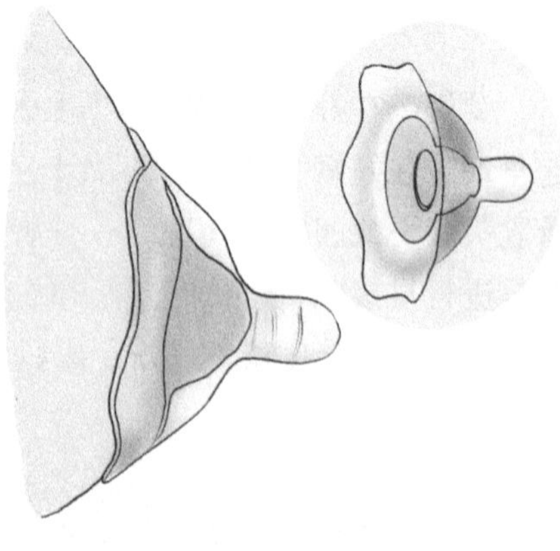

图 4-7　乳头保护器

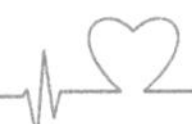

后双手松开侧翼，使其贴服在乳房上，此时乳头应深入乳头保护器的奶嘴部分。如果在哺乳过程中妈妈感觉疼痛，应立即检查是否乳头未深入乳头保护器的奶嘴部分或是乳头保护器过小。

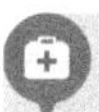

41. 做了隆胸手术可以哺乳吗?

随着当今社会整形美容业的发展，很多还未生育的年轻女性，为了寻求美丽选择了隆胸手术，想让乳房变得更加丰满。然而，结婚生子后，很多人因为哺乳问题陷入焦虑和迷茫的状态。其实，现在隆胸最常见的方式是自体脂肪注射和假体植入隆胸，使用这两种方法隆胸的女性，实现母乳喂养是安全可行的。但还有一种使用奥美定注射隆胸(早在2006年前已停用)的女性，医生不推荐进行母乳喂养。所以，做过隆胸手术的妈妈不要过度焦虑，正确掌握哺乳知识，积极母乳喂养是可以做到正常哺乳的。若在哺乳过程中发现任何问题，都应该及时寻求医生帮助，及时处理。

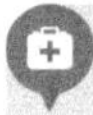

42. 哺乳时期出现“大小奶”该怎么办?

有一些妈妈在哺乳时期，发现自己两侧乳房大小不一，而且泌乳量也不一样，这一现象俗称“大小奶”。造成“大小奶”的主要原因是哺乳习惯不正确。此时，妈妈应该怎么办呢？在发现“大小奶”时应及时调整，做到尽量均衡喂养，不要每次都先喂同一侧乳房，纠正错误的哺乳姿势，掌握哺乳技巧，“大小奶”是可以慢慢恢复的。

43. 母乳喂养会导致乳房下垂吗?

母乳喂养不一定会导致乳房下垂，即使不喂奶的女性随着年龄的增长也有可能出现乳房下垂的现象。实际上乳房下垂与许多因素密切相关。首先，在孕期的女性受到孕激素的影响，乳房会变得更加丰满，乳腺韧带会伸展。断奶后，体内激素水平逐渐恢复到未孕状态，乳房也将随之出现松弛、下垂等问题。其次，由于孕期体重增加过多，乳房也会增加额外的脂肪，产后快速瘦身也可能会导致明显的乳房下垂。最后，穿戴不合适的哺乳胸罩，胸部受到重力的牵拉，会导致乳房下垂。

44. 妈妈应该如何预防乳房下垂?

妈妈应该在孕期开始控制体重，避免体重快速增长。孕期和哺乳期都应该适当地运动，在孕期应选择较为安全的运动项目，如散步、孕期瑜伽等，以防过度运动导致流产或早产。在哺乳期体型恢复时，应循序渐进，并搭配健康均衡的饮食。妈妈还应从整个孕期开始，根据乳房的变化，选择尺寸合适的和支撑力好的哺乳文胸进行佩戴，直至断奶。

45. 怎样纠正宝宝乳头混淆?

如果宝宝对乳头和奶嘴出现了相互混淆的状况，应减少奶瓶喂养的次数，可以尝试使用小勺喂奶。及时捕捉宝宝饿了的信

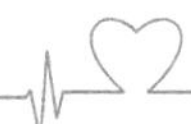

号，等宝宝饿哭了再去哺乳，宝宝会对乳头更加抗拒。同时，妈妈要学习不同的正确哺乳姿势，找到宝宝喜欢的姿势进行喂养，妈妈还可以尝试使用乳头保护器来过渡到亲喂。慢慢地就可纠正宝宝乳头混淆的问题。最重要的是在这个过程中，妈妈要有充分的耐心和信心，不要着急，给宝宝和自己充足的时间，一定可以战胜乳头混淆。

46. 如何预防乳头的疼痛和皲裂？当发生乳头皲裂该如何处理？

妈妈应掌握正确的喂奶姿势和宝宝含接姿势，尽量不要使用肥皂、乙醇等刺激性强的清洁剂擦洗乳头，妈妈在哺乳结束后，自己挤出一滴母乳涂在乳头上，可以很好地预防乳头皲裂。

一旦发生了乳头皲裂时，妈妈在哺乳时应先喂健康一侧的乳头，再喂患侧，这样在宝宝已经不太饿的情况下进行吸吮，对患处的损伤小。另外，哺乳后可使用安全的治疗乳头皲裂的药物（如羊脂膏）涂抹在皲裂的乳头上，保护伤口，并促进愈合。如果妈妈感觉乳头疼痛无法耐受或伤口较深，可以考虑让患侧的乳房休息几天，用拔奶器按时拔奶以维持泌乳，待伤口愈合后再继续哺乳。

47. 妈妈乳头出现小白点应该如何处理？

有的妈妈在哺乳过程中，肉眼可见乳头皮肤表面出现了白色的小点或者水泡。这种小白点的形成，通常与宝宝长期含接姿势不正确有关，也可能是因为妈妈饮食油腻，导致油脂堵塞在乳腺导管里，使得内壁破裂出现白点，此时，表现为乳汁淤积，妈妈可能会感受到乳房局部的疼痛。那么，我们应该如何处理小白点

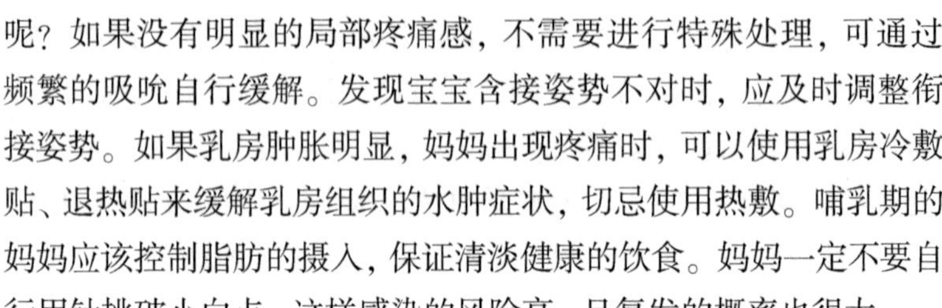

呢？如果没有明显的局部疼痛感，不需要进行特殊处理，可通过频繁的吸吮自行缓解。发现宝宝含接姿势不对时，应及时调整衔接姿势。如果乳房肿胀明显，妈妈出现疼痛时，可以使用乳房冷敷贴、退热贴来缓解乳房组织的水肿症状，切忌使用热敷。哺乳期的妈妈应该控制脂肪的摄入，保证清淡健康的饮食。妈妈一定不要自行用针挑破小白点，这样感染的风险高，且复发的概率也很大。

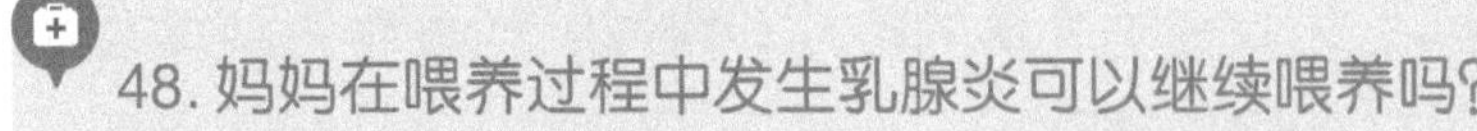

48. 妈妈在喂养过程中发生乳腺炎可以继续喂养吗？

乳腺炎是由于乳腺周围组织发炎，往往是乳汁淤积而导致的感染，其不会影响乳腺腺泡分泌乳汁，所以妈妈在喂养过程中发生了乳腺炎依旧可以哺乳。而且通过频繁地吸吮有利于帮助妈妈缓解乳腺炎带来的不舒适感，从而促进乳腺炎的好转。如果症状未缓解，应及时就医，如果需要药物治疗，妈妈应遵照医嘱进行治疗，切记不要找人按摩通乳，这样做可能会加重病情，导致乳腺脓肿。

49. 宝宝在喂养过程中出现了乳糖不耐受还可以进行母乳喂养吗？

乳糖不耐受是宝宝在喂养过程中出现了对奶(包括母乳)的乳糖不能很好地消化的现象，从而出现腹胀、腹痛、频繁排便、大便有明显酸臭味的现象。在婴儿期，还会出现吐奶、哭闹不止等临床表现，由于频繁排便且呈酸臭味，婴儿期的宝宝可能会出现“红屁股”。

那么，在喂养过程中宝宝一旦出现了乳糖不耐受的表现时，如果宝宝是纯母乳喂养，不应该盲目停止哺乳，母乳中含有活性成分，能够帮助宝宝的肠道尽快恢复，缩短乳糖不耐受的时间。

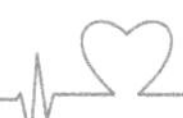

在此期间，妈妈应避免食用一些易过敏性的食物，观察宝宝情况，若腹痛、腹泻等症状明显，且影响宝宝进食，应前往医院就诊，由医生根据宝宝的实际情况给予指导。如果因病情需要停止母乳喂养，妈妈应该学会正确挤奶和避免乳头混淆的方法，在宝宝病情缓解后继续母乳喂养。

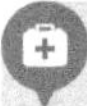

50. 什么是宝宝的“厌奶期”？

“厌奶期”是宝宝一种常见的生理现象，多发生在宝宝 4~6 个月时，其主要表现是宝宝精神状态很好，活动量充足，没有任何生病的症状，监测宝宝体重、身高都是正常的，但突然出现吃奶量暂时性减少。

那么为什么会出现“厌奶期”呢？其主要原因是因为在这个阶段宝宝智力飞速发育，成为了名副其实的“好奇宝宝”，对周围事物环境都感到好奇，这样就分散了宝宝吃奶的注意力。所以，爸爸妈妈不必过于担心，“厌奶期”通常持续一个月左右，之后宝宝就会自然恢复食欲。

当然，宝宝患有其他疾病时，可能也会出现厌奶的现象，此时宝宝一定伴有精神的变化或身体的不适。所以，要靠爸爸妈妈敏锐的双眼观察宝宝情况，与生理性厌奶进行区别。如果是病理性厌奶，那就必须要即刻送至医院就诊。

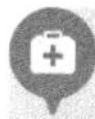

51. 如何应对宝宝的“厌奶期”？

宝宝一旦出现“厌奶期”，爸爸妈妈就特别焦虑，总会想尽一切办法让宝宝多吃点。那么，该如何正确应对宝宝的“厌奶期”

呢？首先，给宝宝创造一个安静、不会被干扰的进食环境尤为重要。其次，爸爸妈妈要保持愉快的心情，心情是相互传递的，不要因为爸爸妈妈的心情而影响宝宝的食欲。与此同时，可以适时给宝宝爱的鼓励，千万不要“不择手段”地强迫宝宝进食，这样很有可能适得其反。最后，爸爸妈妈可以根据宝宝不同的月龄适当地进行运动，如小月龄的宝宝可以做抚触操、翻翻身等，运动可以促进肠蠕动，让宝宝体会到饥饿感，此时再去喂奶将会达到事半功倍的效果。

52. 宝宝长牙了，在母乳喂养过程中咬乳房怎么办？

通常，大部分的宝宝在6个月左右开始长牙，宝宝在长牙的时候，会出现牙龈疼痛的不适现象，所以，很多宝宝为了寻求安抚，可能会在喂养过程中，突然咬住妈妈的乳房来缓解不适。此时，妈妈应该立即阻止，停止哺乳，告诉宝宝这样是不可以的，放下他几分钟后，再重新开始哺乳，如果宝宝又咬乳房，可重复以上步骤对宝宝进行“批评”。另外，调整喂养姿势，让宝宝整个身体完全靠近妈妈，嘴巴含接住乳房，如果宝宝在吸吮数十分钟后，出现了吃奶不专心，咬乳房的现象，我们可以尝试换另一侧乳房进行哺乳。

53. 宝宝6个月之后添加辅食，仍需坚持母乳喂养吗？是先喂母乳还是先吃辅食呢？

宝宝满6个月时，已做好了接受新食物的准备，妈妈可以开始添加辅食，在添加辅食的同时仍需坚持母乳喂养，不仅有助于增强宝宝的抵抗力，减少疾病的发生，还可以促进宝宝的心理发

育。所以，为了宝宝的健康成长，在6个月之后仍需坚持母乳喂养，世界卫生组织建议，母乳喂养时间可以持续到宝宝2岁。

对于刚刚添加辅食的宝宝，不应该让宝宝饥饿的时候去接受新鲜食物，妈妈可以先喂一些母乳，让宝宝不感到特别饥饿，又有空间接受辅食的时候添加辅食。待宝宝可以完全接受辅食时，妈妈可以先添加辅食，后喂奶。

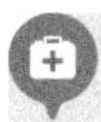

54.“上班族”妈妈应如何继续母乳喂养？

“上班族”妈妈并不意味着需要停止母乳喂养，可以尝试做一个“背奶族”妈妈。因此，妈妈在上班前1~2周，调整好自己心态，正确面对与宝宝的分离，提前让家人参与其中，也让宝宝提前开始熟悉奶瓶。妈妈应该准备好拔奶器、储奶袋等背奶用物。妈妈上班后，如果条件允许，最佳的办法是在妈妈上班时应该利用工作空当，按哺乳时间将乳汁挤出，每次间隔时间不能超过4小时。尤其想要增加奶量的妈妈，一定要记得及时拔空。无特殊情况下，不要延长拔奶间隔时间。拔出的乳汁应正确储存，保证母乳活性。上班后妈妈更要注意休息和饮食搭配，保持好的心情，有利于保持奶量。

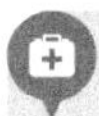

55.母乳该如何储存？

妈妈在储存母乳前，应用洗手液洗净双手。如果24小时内宝宝会喝完，可以使用吸奶器上的奶瓶进行储存。如果需放入冰箱冷冻，可以使用一次性母乳存储袋进行储存。为了避免乳汁浪费，可以根据宝宝每次的喝奶量进行分装。密封前，必须排空储存袋的空气；密封后，一定要给母乳贴上时间标签，如果是容易过敏的宝宝，应在储存袋上标记当天吃的特殊食物。放入冰箱冷冻或冷藏时，遵循从外往内放，方便拿取时先拿到日期近的母乳。母乳储存方式和时间见表 4–2。

表 4–2　母乳储存方式和时间

储存方式	温度	储存时间
常温	16~29℃	4 小时最佳，洁净环境下 6~8 小时
冰袋	15℃	24 小时
冷藏	4℃	4 天最佳，洁净环境下 5~8 天
冷冻	<-18℃	6~12 个月，6 个月最佳

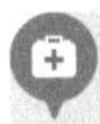

56. 储存的母乳该如何解冻和加热?

冷冻的母乳可提前一天将需喝的母乳移至冰箱冷藏室解冻，注意不可超过 24 小时。或将母乳放在储有 37℃温水的器皿中直到解冻。解冻后，将母乳倒入奶瓶内，用 40℃的温水或温奶器隔水加热。在加热过程中，可轻轻晃动奶瓶，使得受热均匀。妈妈一定要根据宝宝的奶量解冻母乳，没有喝完的母乳不能重复冷冻、加热。

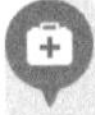

57. 拔奶器使用后应如何清洗消毒?

拔奶器在使用过后是不需要进行特殊消毒处理的，只需要每次使用完后用清水冲洗干净，晾干存放。但建议每天 24 小时内

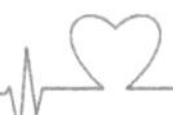

将拔奶器所有部件拆卸，用洗洁精将所有部件进行刷洗，再用热水烫过后倒扣晾干。

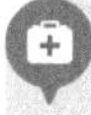

58. 断奶的最佳时机？

什么时候断奶？其实更多地取决于妈妈和宝宝，如果不是由于身体或者客观因素，世界卫生组织建议母乳喂养至少到宝宝6个月以上，最佳断奶时间是2岁或2岁以上，此时宝宝的肠胃功能已逐渐完善，对食物耐受能力增强，可不再完全依赖于母乳喂养。

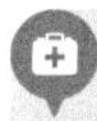

59. 怎样科学有效的断奶？

可先断掉宝宝临睡前和夜间的奶，白天可逐渐增加配方奶，适当延长两餐之间的间隔时间；应和辅食添加平行进行，不要断奶后才开始添加辅食，而应在断奶前辅食就已经吃得很好了。总之，断奶是个过程，妈妈要有耐心，与宝宝一起和母乳告个别吧。

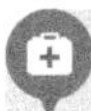

60. 宝宝吃惯了母乳，断奶后不肯喝配方奶粉怎么办？

当妈妈断奶遇到宝宝不肯喝奶粉的情况，妈妈将会处于焦虑状态。此时，妈妈应该先找到宝宝不喝奶粉的原因，再针对性地找到解决方案。

很多妈妈母乳喂养时都是亲喂，宝宝没有接触过奶瓶，在断奶时宝宝会出现不接受奶瓶的现象，这也是宝宝不肯喝奶粉最常见的原因。所以，妈妈在购买奶嘴时，应选择接近妈妈乳头的奶嘴。并且，妈妈可以尝试在宝宝感到饥饿的时候用奶瓶给宝宝喂奶，也可在宝宝似睡非睡的时候，将奶嘴放入他的嘴里进行喂养。与此同时，还可在喂奶前，将奶嘴用温水冲热一下，让奶嘴的温度接近人体的温度(37℃)，然后让奶瓶接近妈妈乳房，让宝宝自己来寻找奶嘴，主动含接奶嘴。

另外，有些宝宝不是不喜欢奶瓶，而是不喜欢配方奶的味道。此时，妈妈可以试着将储存的母乳放到奶瓶中给宝宝吃，如果他接受奶瓶，能顺利喂养，就证明宝宝可能是不喜欢奶粉的味道。那么，爸爸妈妈可以尝试给宝宝更换不同品牌的配方奶试试。但值得一提的是，不要过于频繁地更换奶粉，否则可能会对宝宝的肠胃造成影响。

如果宝宝长时间不肯喝奶粉，并伴有精神不振、哭闹不止时，爸爸妈妈一定要警惕宝宝身体出现状况，应及时带宝宝到医院就诊，查找原因。

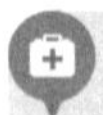

61. 断奶后需要请专业人士排残奶吗?

当今社会，很多妈妈断奶后请催乳师排残奶，其实这是大可不必的。如果妈妈采用科学的方法逐步断奶，在断奶过程中，不会发生乳腺炎、乳房包块等情况。

当妈妈断奶 40 天左右，乳腺组织会开始慢慢退化，大部分残留的乳汁会依靠身体自行吸收，也有一小部分的乳汁留存在乳房里数月，乃至更长时间。但这些乳汁不会对妈妈身体造成伤害，也没有任何证据证实，留存在乳房里的乳汁会导致乳腺增生或乳腺癌等乳腺疾病。这些乳汁更不会影响到妈妈二胎时的再次哺

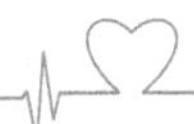

乳。与此同时，花大价钱排残奶，还有可能由于一些不恰当的手法而破坏了妈妈的乳腺组织，造成乳腺炎等。所以，请保护好自己的乳房，不要随意排残奶，若出现乳腺包块、红肿、发热等现象，应及时前往医院咨询医生，做相关处理。

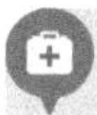

62. 什么是人工喂养？

宝宝出生后，喂养方式有三类：纯母乳喂养、人工喂养和混合喂养。世界卫生组织仍推荐纯母乳喂养，但有的妈妈由于疾病等各种原因，无法实现母乳喂养，完全采用配方奶或动物乳（羊乳、牛乳等）来喂养宝宝的方式称之为人工喂养。

配方奶是以牛乳为基础而改造的乳制品，其营养成分更加接近母乳，相比于羊乳、牛乳等更有利于宝宝的消化，所以配方奶应该作为人工喂养的首选乳类。

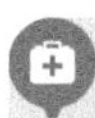

63. 人工喂养的优缺点有哪些？

人工喂养的优点显而易见，喂养不再是妈妈一个人的事情，可以由家人共同承担完成，这样妈妈相对自由，不用产生分离焦虑，也能够让宝宝接触到更多的家人，增加亲密接触的机会。同时，人工喂养能更清晰地掌握喂奶的量。

人工喂养最大的缺点就是可能由于消毒不到位，宝宝会出现腹泻等不适。配方奶粉中的营养成分虽然很接近母乳，但仍然可能导致宝宝营养摄入不均衡，并且配方奶粉不像母乳含有抗体成分，没有免疫作用。此外，人工喂养也没有母乳喂养经济实惠和方便。其花费更大，需要购置配方奶粉、奶瓶、奶勺等。带宝宝

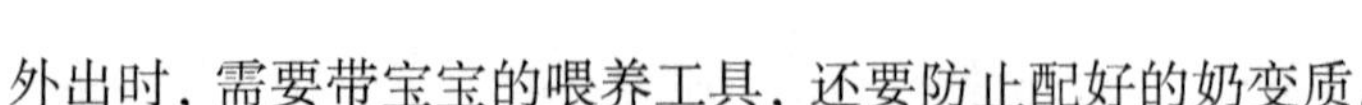

外出时，需要带宝宝的喂养工具，还要防止配好的奶变质。

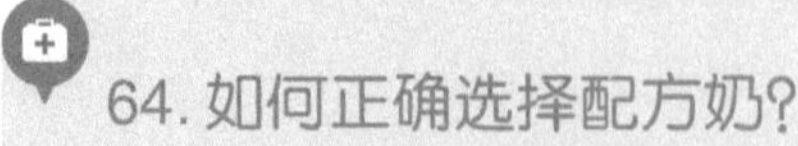

64. 如何正确选择配方奶?

当今社会，配方奶品类繁多，价格不一，购买渠道众多，让人总是眼花缭乱。所以，新手爸妈应根据自己的家庭条件选择优质的大品牌的配方奶。

随着宝宝年龄的成长，宝宝所需的营养成分也不一样。所以，新手爸妈在选择配方奶时，一定要认真查看产品外包装上的解释说明，根据宝宝的生长阶段来选择不同阶段且α-乳清蛋白含量越接近母乳的配方奶。同时，配方奶外包装上都会标注生产日期和有效期，新手爸妈都应仔细查看，避免购买到过期、变质的配方奶。如果宝宝是早产儿，新手爸妈应根据宝宝情况选择早产儿奶粉。待宝宝体重≥2500 g、消化系统发育良好后，才能更换为婴儿配方奶。

65. 宝宝牛奶蛋白过敏，该选择怎样的奶粉呢?

宝宝是过敏体质，出现了牛奶蛋白过敏的情况，爸爸妈妈应该根据医生建议和宝宝过敏程度选择奶粉。针对轻中度牛奶蛋白过敏的宝宝，可以选择深度水解配方奶，这类配方奶经过特殊的工艺，将奶粉中的牛奶蛋白分子进行分解，进入宝宝胃肠道后就比较容易消化和吸收，也没那么容易引起过敏反应。而重度牛奶蛋白过敏的宝宝，则必须选择氨基酸配方奶，这类配方奶中的牛奶蛋白全部由单体氨基酸代替，完全隔离过敏源，没有致敏性，能够帮助重度过敏的宝宝缓解症状。相较于普通配方奶，这

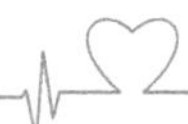

些特殊奶粉价格高，品牌少，爸爸妈妈可以根据家庭经济情况选择一款适合自己宝宝的特殊奶粉。

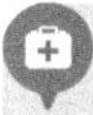

66. 如何给宝宝选择奶嘴?

新手爸妈在给宝宝选择一款心仪的奶嘴时，首先，应检查奶嘴产品的标识，看清材质。现在我国国家标准中明确规定的只有2种材质：硅胶奶嘴和乳胶奶嘴。乳胶奶嘴一般呈黄色，采用天然乳胶为原材料，其弹力好且柔软，但乳胶奶嘴有异味且不耐高温，很多宝宝因为异味而拒奶。而硅胶奶嘴一般呈透明色，大多是选用了医疗级别硅胶，无毒、无异味，耐高温，不易老化且可煮沸消毒。但硅胶奶嘴的弹性没有乳胶奶嘴好，宝宝在长牙期间，喜欢咬奶嘴，容易导致硅胶奶嘴破损。

其次，新手爸妈应根据宝宝年龄段选择不同型号的奶嘴，一般分为S、M、L码3种型号。0~3个月应选择S码，3~6个月应选择M码，6~9个月应选择L码。不同型号的奶嘴孔径不同，其流速也不同，不同年龄段的宝宝能更好地适应，同时也可避免宝宝由于奶嘴流速过快而发生呛奶或吸吮困难的情况。

总之，不管选择怎样的奶嘴，一定要保证产品的完好性，也不要一直使用同一个奶嘴，应按照使用说明书及时进行更换，若使用期间出现了变色、破损、膨胀等现象，都必须立即更换。

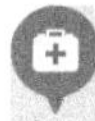

67. 如何正确冲泡配方奶?

如何正确冲泡配方奶，对于家庭所有成员都很重要。

首先，在冲泡配方奶前，家人应该洗净双手并用清洁纸巾擦

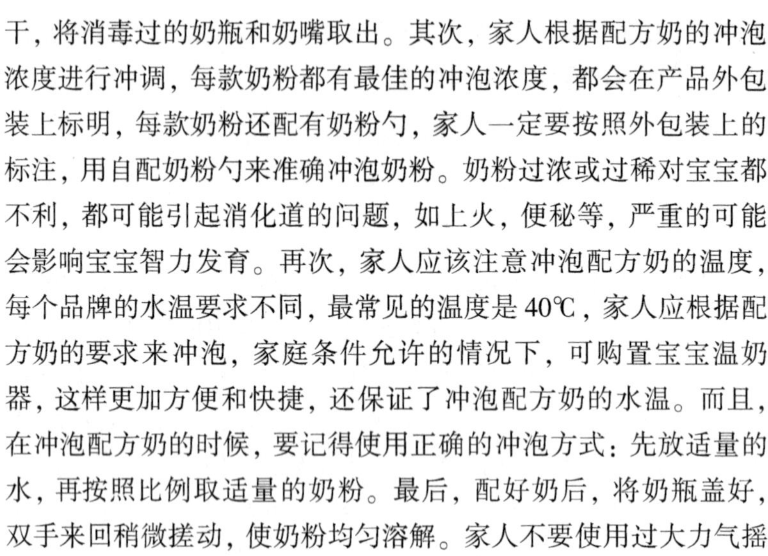

干，将消毒过的奶瓶和奶嘴取出。其次，家人根据配方奶的冲泡浓度进行冲调，每款奶粉都有最佳的冲泡浓度，都会在产品外包装上标明，每款奶粉还配有奶粉勺，家人一定要按照外包装上的标注，用自配奶粉勺来准确冲泡奶粉。奶粉过浓或过稀对宝宝都不利，都可能引起消化道的问题，如上火，便秘等，严重的可能会影响宝宝智力发育。再次，家人应该注意冲泡配方奶的温度，每个品牌的水温要求不同，最常见的温度是 40℃，家人应根据配方奶的要求来冲泡，家庭条件允许的情况下，可购置宝宝温奶器，这样更加方便和快捷，还保证了冲泡配方奶的水温。而且，在冲泡配方奶的时候，要记得使用正确的冲泡方式：先放适量的水，再按照比例取适量的奶粉。最后，配好奶后，将奶瓶盖好，双手来回稍微搓动，使奶粉均匀溶解。家人不要使用过大力气摇晃奶瓶，这样很容易产生气泡，宝宝喝了之后很容易打嗝。

68. 人工喂养需要注意喂养姿势吗?

人工喂养和母乳喂养一样，也需要注意喂养姿势，千万不要让宝宝躺着喝奶，应采用正确的喂养姿势，家长应全程守护，防止吐奶、窒息等危险的发生。

喂奶时，让宝宝躺在妈妈胸前，宝宝的头和身体应在一条直线上，头稍微抬起，并保持奶瓶倾斜，使奶嘴持续充满奶汁，以防止宝宝在吸吮过程中，吸入奶瓶中的空气，导致宝宝溢奶。喝完奶后，不要直接将宝宝放下，要让宝宝趴在妈妈背上“拍嗝”，避免宝宝吐奶，“拍嗝”的力度要适中，使用空心掌，不要过轻或过重。

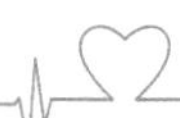

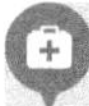

69. 如何清洗奶瓶？

奶瓶是人工喂养的必备用具，每次使用后都应该及时、彻底地清理干净。因此，家人能正确地清洗奶瓶显得尤为重要。

首先，每次喂奶后，应立即将剩余的奶汁倒掉，以防残留在奶瓶中的奶汁变质、发霉、滋生细菌。其次，将奶瓶的所有部件拆卸，在流动的清水下清洗冲刷，清除所有的奶渍。值得提醒的是，相较于奶瓶而言，奶嘴清洗要更加细致，因为奶嘴更加容易滋生细菌，应该先将奶嘴反过来，用专用的奶嘴刷充分擦洗，以便完全清理奶垢。

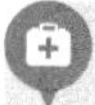

70. 使用完的奶瓶、奶嘴应如何消毒？

刚出生的宝宝抵抗力低，所以，宝宝使用的所有物品尤其是奶瓶、奶嘴应该进行严格的消毒，以防宝宝“病从口入”。奶瓶、奶嘴的消毒可以采取以下方法。

（1）煮沸法消毒：这是老一辈经常使用的一种消毒方式，在家中准备一个锅，将冷水装入锅中，其水深要能没过奶瓶和奶嘴，将清洗过的奶瓶和奶嘴放到装满冷水的锅中，盖上锅盖，开火，等水沸腾 5 分钟以上可关火，揭开锅盖待水凉后，将奶瓶和奶嘴夹出，放在储备容器中晾干备用。值得注意的是，有些奶瓶、奶嘴的材质不耐高热蒸煮，高温蒸煮后可能会变形，会减少使用时长。

（2）蒸汽消毒锅消毒：新手爸妈可根据家庭经济情况，购买不同价位的宝宝专用的蒸汽消毒锅。使用前，要将奶瓶和奶嘴上

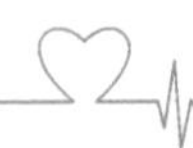

残余的奶渍彻底清洗干净，再放入蒸汽消毒锅内，随即按下开关键，蒸汽消毒锅可自动完成消毒、烘干等流程。如带有存放功能的蒸汽消毒锅，可直接将消毒完的用物放在消毒锅内备用。另外，大多数蒸汽消毒锅都带有自动断电功能，所以新手爸妈不用过多操作和关注。由于高温蒸汽具有更强的穿透性，能更有效地消灭奶嘴和奶瓶上的各种细菌和病毒，所以，相较而言，更加推荐此种消毒方式。

第五章

产后保健篇

初为人母，对着可爱的小宝宝，内心的喜悦、照料新生儿的紧张及分娩后的不适互相交织，可能令您无所适从或情绪高涨。但请记住：您的身体需要一段时间的休息和适当的护理才能复原。从胎盘娩出至产妇全身各器官(除乳腺外)恢复或接近正常未孕状态所需的一段时期，一般约 6 周，这段时间医学上称“月子”。请您务必认真学习产后保健相关知识，避免陷入误区，以确保恢复身体健康。

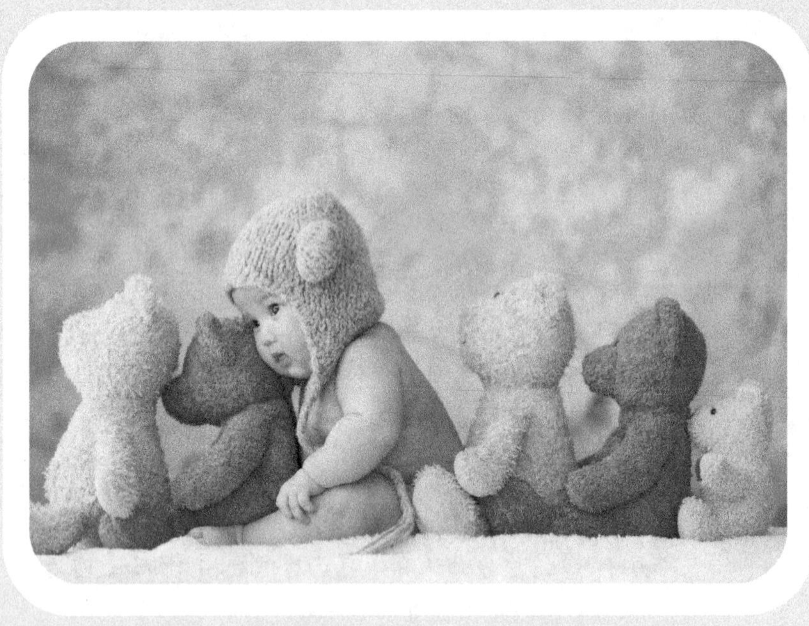

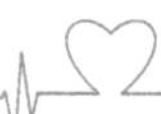

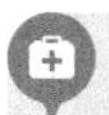

1. 产后妈妈会有哪些身体变化？

在孕期，您身体的各部位都会发生一系列适应性变化，以适应胎儿的发育和生长。而在产褥期内，您的各种器官功能向正常状态恢复。

(1)生殖系统恢复：产褥期变化最大的系统就是生殖系统，在这个阶段产后妈妈子宫复旧，子宫体肌纤维缩复、子宫内膜再生；阴道壁肌张力逐渐恢复；外阴水肿 2~3 日消退，伤口 3~4 日愈合；盆底肌肉、筋膜弹性逐渐恢复。在生殖系统恢复过程中会出现宫缩痛和恶露，宫缩痛在产后 1~2 日最明显，一般持续 2~3 天。

(2)乳房胀痛：一般在产后 2~3 天开始胀奶，胀奶前就已经有少量乳汁分泌。少部分有副乳腺的妈妈，胀奶时腋下会有硬块。乳汁的分泌量与很多因素有关，比如宝宝吸吮，产后营养、健康和精神状况等。

(3)循环负荷加重：产褥早期，子宫施加给下腔静脉巨大的压力消除，静脉血回流增加，心脏负担增加。同时，产后血液处于高凝状态，需要尽早活动，以预防血栓形成。循环血量在产后 2~3 周恢复至未孕状态。

(4)消化系统变化：妊娠期胃肠肌张力及蠕动力均减弱，胃液中盐酸分泌量减少，产后需 1~2 周逐渐恢复。产妇因分娩时能量的消耗及体液流失，产后 1~2 日内常感口渴，喜进流质饮食或半流质饮食，但食欲差，以后逐渐好转。另外，产妇因卧床时间长、缺少运动、腹肌及盆底肌肉松弛、肠蠕动减弱等，容易发生便秘和肠胀气。

(5) 排尿困难或尿失禁：产后妈妈可能会出现排尿困难，是因为阴道分娩的过程及可能出现的会阴部位创伤疼痛，都反射性地使膀胱括约肌痉挛，产后必须尽早排尿，注意清洁外阴。产后尿失禁为产后不能如意约束小便而自遗，常伴小便过频，甚至白昼达数十次。多因分娩时间过长，胎儿先露部位对盆底韧带及肌肉的过度扩张，胎儿压迫膀胱过久，手术产如产钳、臀位牵引损伤所致。

(6) 褥汗：产妇分娩后几天出汗特别多，尤其在饭后、活动后、睡觉时和醒后出汗更多，一般在产后 1~3 天较为明显，产后 1 周左右可自行好转，这是因为孕期体内潴留的大量水分会在产后数日内排出，是正常的生理现象。

(7) 腹壁皮肤、肌肉改变：腹部皮肤受妊娠子宫增大影响，部分弹力纤维断裂，腹直肌呈不同程度分离，使产后腹壁明显松弛，其紧张度约需产后 6~8 周恢复。妊娠期出现的下腹正中线色素沉着，在产褥期逐渐消退，初产妇腹部紫红色妊娠纹变为银白色。

2. 恶露是什么？什么时候干净？

分娩后子宫内膜从子宫壁脱落，自阴道排出的血液及坏死的蜕膜组织统称为恶露。正常恶露分 3 种（图 5–1），正常恶露的特征如表 5–1 所示。

表 5–1 正常恶露特征

名称	时间	特征
血性恶露	产后 3~4 天内	恶露呈红色，包括多量红细胞、坏死脱膜及少量蜕膜组织

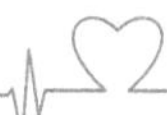

续表5-1

名称	时间	特征
浆液恶露	产后 3～4 天出现，持续 10 天	恶露颜色变淡红色，包括较多坏死蜕膜组织、宫腔渗出液、宫颈黏液，少量红细胞、白细胞、细菌等
白色恶露	产后 14 天左右出现，持续 3 周	恶露呈白色，包括坏死退化蜕膜、表皮细胞、大量白细胞和细菌等

正常恶露有血腥味，无臭味。持续 4～6 周，总量为 250～500 mL，但个体差异较大。血性恶露持续 3 天后逐渐变为浆液恶露，2 周后转为白色恶露，约持续 3 周干净。通常体位改变后，恶露排出量会增加。如果在浆液或白色恶露时期出现血性恶露，或恶露有臭味，提示有宫腔感染、出血的可能。出血时间长、恶露有异味，都应及时到医院就诊。

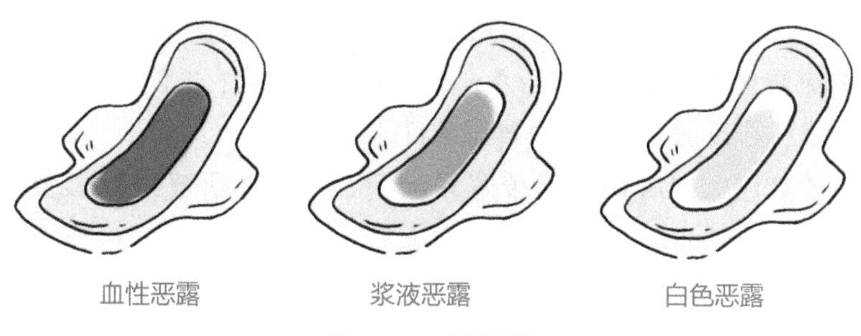

图 5-1　正常恶露

3. 产后尿潴留怎么办?

产后妈妈在生产完后，会遇到各种各样的问题，产后“尿不出来”就是其中一种状况，妈妈们会很着急，这样反而会更加“尿

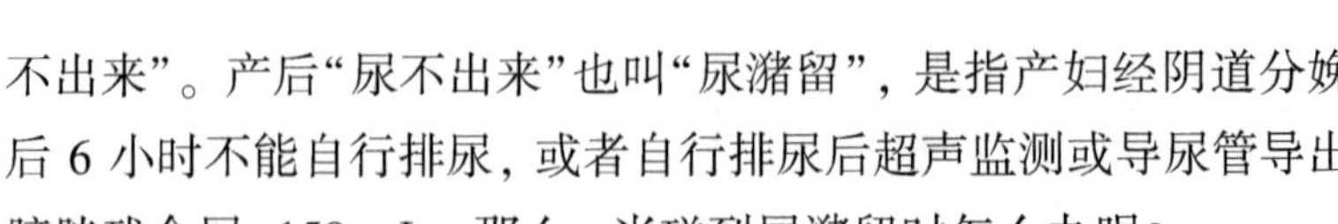

不出来”。产后“尿不出来”也叫“尿潴留”，是指产妇经阴道分娩后6小时不能自行排尿，或者自行排尿后超声监测或导尿管导出膀胱残余尿>150 mL。那么，当碰到尿潴留时怎么办呢？

(1)诱导排尿：听流水声以及用温水冲洗外阴，可以刺激尿道产生尿意而排尿。这种方法适合心理因素导致的尿潴留。

(2)腹壁冲水法：产妇采用习惯性排尿姿势，头稍后仰，微挺腹，用温热水从脐往下冲洗至外阴，利用流水声及热刺激。如果滴水位置高，滴水声强，且为温热水，刺激腹部和尿道口较长时间，效果会更加显著。

(3)屏气法：产妇采取坐位，身体前倾，腹部放松，训练收缩腹肌，从而增加膀胱及骨盆底部的压力，促使尿液排出。

(4)手压法：双手拇指置于髂嵴处，其余手指放在下腹部膀胱区，用力向盆腔压迫，帮助排尿，产妇行深呼吸、听轻音乐放松，学会分散注意力。

(5)饮食干预：分娩结束后以高营养、高维生素、高纤维素的流质食物为主，多饮汤水，不仅能恢复体力，也能充盈膀胱，引发排尿反射，达到尽早排尿的目的。

如以上方法仍不能缓解尿潴留症状，必须遵医嘱留置导尿管。

4. 产后便秘怎么办?

刚生产完的前几天，便秘的痛苦跟二次分娩一样，简直让人崩溃。那么，到底是什么原因导致了产后便秘？应该如何预防与解决呢？

产后出现排便困难，大便干结，甚至诱发痔疮，究其原因主

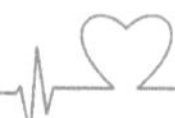

要有以下几点：妊娠晚期子宫增大，腹部过度膨胀，使腹部肌肉和盆底组织松弛，排便力量减弱；产后妈妈在产后几天内多卧床休息，活动减少，从而影响胃肠蠕动，导致排便困难；产后妈妈在产后的最初几天内饮食单调，往往缺乏富含纤维素的食物，尤其食物中粗纤维的含量减少，这就减少了对消化道的刺激作用，也使肠蠕动减弱，影响排便。

产后便秘应该怎么办？

（1）增加适量运动：在月子期间，产妇可根据自身恢复情况，尽可能早下床活动，通过运动促进肠道蠕动，帮助肌肉恢复紧张度。产后可以做产后恢复体操，运动量应由小到大，循序渐进地进行。

（2）改善饮食习惯：在保证营养均衡的同时，要多吃一些富含膳食纤维的食物，比如水果、蔬菜等。少食辛辣刺激的食物，如浓茶、咖啡、辣椒等。

（3）保证及时排便：养成定时排便的习惯，不要在排便时看手机，切记不要忍着不排便，以防大便在体内堆积过久，造成便秘。

（4）调整良好心态：好的心理状态有助于恢复肠胃的正常生理功能，当心情不佳时，产妇可多与家人交流，学会缓解压力，放松身心。

产后便秘是很多产妇会遇到的问题，如果没有引起重视，容易诱发痔疮、肛裂等肛肠疾病。当产妇出现产后便秘时，必须及时调理，如无法改善，应及时求助专业医生，不可擅自用药。

5. 产后痔疮怎么办？

痔疮是孕产妇在怀孕期和产后遇到的比较常见的问题。痔疮使孕产妇承受着“难言之隐”。

(1)为什么孕产期容易发生痔疮呢？其原因如下：①妊娠期因胎儿增大压迫直肠，使直肠肛门的静脉回流发生障碍，引起痔静脉曲张而形成痔疮。分娩时可造成肛门局部的痔静脉回流障碍引起痔疮，甚至引起痔静脉的破损，导致血栓性外痔以及炎症性外痔。②分娩后由于腹腔空虚，大便意识迟钝，常常数日无大便，加上卧床较久，排便无力，使粪便在肠道中滞留时间过久变得高度硬结，排便时也容易使肛门受伤致病。

(2)有效预防产后痔疮的办法有如下几种。①勤喝水、早活动。产后失血，肠道津液水分不足会导致便秘。勤喝水、早活动，可增加肠道水分，增强肠道蠕动，预防便秘。②饮食要科学。主食粗细搭配，佐餐有荤有素，饭后吃一些水果。重视早餐，早餐后食物进入胃，可引起胃与结肠反射，增强胃肠蠕动，有利于粪便排出。产后妈妈的食物一定要搭配芹菜、白菜等含纤维素较多的食品，这样消化后的残渣较多，大便易排出。③保持良好的卫生习惯，便后及时清洗会阴及肛周皮肤，水温在28~30℃左右，清洗过后及时用柔软的毛巾擦干或用温度适宜的电吹风吹干，保持局部清洁干燥。清洗后可以自己做肛周局部按摩，肛门周围垫一块软毛巾，用手指沿着肛门周围以顺时针方向做按摩，促进局部血液循环。

6. 什么是产后泌乳热?

产后3~4天出现乳房血管、淋巴管极度充盈，乳房胀大，伴有37.8~39℃发热，称为泌乳热。一般持续4~16小时后降至正常，不属于病态，但也要排除感染或其他原因引起的发热。

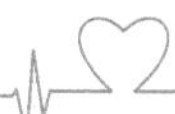

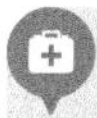

7. 产后腰痛怎么办?

产后腰痛困扰着很多产妇，是指产妇分娩后出现腰骶部疼痛的症状，通常出现在产褥期。出现产后腰痛的原因较多，主要包括韧带松弛、腰部肌肉劳损、产褥期腰部受凉、过度劳累、生理性缺钙等，长时间哺乳姿势不正确也可出现腰痛。

掌握以下“四招”，教你轻松应对产后腰痛。

(1)注意产前预防：合理饮食，避免过于肥胖而增大腰部负担，造成腰肌和韧带的损伤。过大的胎儿会增加母亲分娩困难，孕期控制体重也已经成为防止产伤的重要环节。

(2)注意体位：睡眠时选择硬一些的床垫，可以在床垫下方放一些支撑物，使腰部获得足够支撑。尽量避免长时间的站立和坐着，如果需要长时间站立，可以找一个能支撑脚部的地方，让腰部放松。如果需要长时间坐着，可以使用垫子支撑腰部。抱宝宝时，要保持脊椎挺直，尽量不要弯腰。

(3)适当补钙：多吃肉类、蛋类、奶类、五谷类、汤类等食物。牛奶、蛋类、贝壳类、豆制品、大骨汤都是很好的用于产妇补钙的食物。多晒太阳，促进钙的吸收。

(4)多休息，适当运动：产后的前几周，尽量减少家务和照顾宝宝等活动，适当休息，以减轻腰痛症状。注意睡姿：在睡眠时，应避免仰卧和趴着睡觉，尽量侧卧睡眠，并使用一些支撑物支撑腰部。产后适当的运动有助于加强腰部肌肉力量和改善腰痛症状，可以进行一些简单的腰部伸展运动，如侧弯、前屈等。以上建议有助于缓解产后腰痛症状，但如果腰痛症状严重或持续未得到缓解，应及时咨询医生。

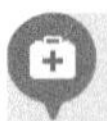

8. 什么是产后宫缩痛？

在产褥早期，因子宫收缩引起下腹部阵发性剧烈疼痛，称为产后宫缩痛。产后宫缩痛于产后1~2日出现，持续2~3日自然消失，最长不超过一周，多见于经产妇。哺乳时反射性缩宫素分泌增多，使疼痛加重。

产后宫缩痛一般不严重，绝大多数的产后宫缩痛者可以选择休息、改变体位，比如侧睡能得到缓解，也可以在腹部热敷，以肚脐为中心进行环形按摩来缓解这种不适。如果产后宫缩痛难以忍受、出现持续性疼痛伴有恶露异味，必须及时就医，在医生指导下使用非甾体类抗炎药(如布洛芬、双氯芬酸钠等)。

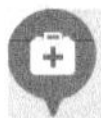

9. 什么是“妈妈手”？

很多产妇产后都抱怨手腕痛，尤其大拇指无法用力，这就是俗称的“妈妈手”。其实是腱鞘炎，其症状是手腕侧上方疼痛，严重的时候这种疼痛辐射到近端的前臂或者大拇指，给产妇的生活带来极大的不便。

之所以会出现这种情况，主要是因为产妇在照顾宝宝的时候过度使用了手腕、大拇指，以及常用同一种姿势抱宝宝。出现了“妈妈手”，我们可以采用局部热敷的方式，加速疼痛部位的血液循环来缓解疼痛。病情严重，还可以求助专业的医师，遵医嘱使用一些解热镇痛药外涂。除此之外，“妈妈手”是可以通过以下方式预防的。

(1)要注意抱宝宝的姿势，尽量让手腕保持水平姿势，不要

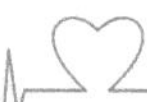

经常弯曲用力，应把重心放在更为强壮的前臂上，手腕只是轻轻扶，两手轮流使用，减轻一侧手臂、手腕的劳累程度。

（2）注意手部保暖，少碰凉水。

（3）在不抱宝宝的时候多活动手腕，既能缓解疲劳又能增加手腕的灵活性。

（4）注意休息。

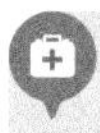

10. 产后睡眠不好怎么办？

睡眠不好是产后妈妈抱怨较多的一个话题。产后妈妈睡眠不好，有哪些原因呢？通常与产后伤口疼痛、夜间喂奶、睡眠不足、焦虑、紧张、抑郁或外在环境干扰等因素有关，主要表现为产后失眠、多梦、睡眠浅等，可通过生活习惯调整、心理调节、饮食改变、药物治疗等方式进行缓解。

（1）生活习惯调整：调整睡眠时间，注意作息规律，避免长时间的劳累、熬夜，保持睡眠环境的黑暗和安静，促进大脑褪黑素的分泌，改善睡眠。还可与家人轮流照看孩子，孩子睡觉时，妈妈也睡觉，以保证充足的睡眠时间。同时，还可以在白天适当增加运动，如散步、瑜伽、产后康复等，睡前可听轻柔、舒缓的轻音乐，选择侧卧的姿势或舒适的枕头辅助睡眠，提高睡眠质量。

（2）心理调节：产后妈妈可以通过进行一些户外活动，如每天在太阳光下活动半个小时，促进人体分泌刺激大脑兴奋性的激素，放松心情，缓解紧张和焦虑情绪，缓解压力，以改善睡眠质量。

（3）饮食改变：饮食上可选择营养丰富的食物，如牛奶、鸡蛋、鱼肉、瘦肉等，保证充足的营养，减少摄入脂肪含量高的油腻食物，如油炸物、肥肉等，避免喝咖啡、浓茶等兴奋脑神经的饮料，可在睡前饮用热牛奶，以改善睡眠不好的情况。

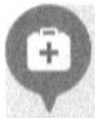

11. 产后脱发怎么办?

产后妈妈难免都会经历产后掉发的问题，到底为什么产后会大量掉发呢？其实，头发也是有生命力的，和人体其他组织一样，会进行新陈代谢，每隔5年要更换一次，但整个头皮毛发的更换是不同步进行的。每个毛囊会经历3个阶段，①生长期：大部分的毛囊都处于这个阶段。这段时间内头发会变长、变粗，这个阶段会持续3~5年。②衰退期：毛囊渐渐停止生长。③休止期：毛发从毛囊中脱落，经过一段时间后准备进入下一个生长期的阶段。

对于产后脱发，预防和护理也很重要。

（1）注意头发清洁：减少洗发的次数，洗发时要选用温和无刺激的洗发水，护发远比洗发重要得多。

（2）按摩头皮：在洗头发的时候，应用指腹轻轻地按摩头皮，避免用力去抓扯头发，以促进头发的生长和脑部的血液循环。

（3）保持心情舒畅。

（4）饮食不科学、营养不良也容易导致头发折断、脱落。产后要注意饮食，通过均衡饮食摄取足够营养，以增加体力、改善身体疲劳的状态。

产后脱发其实是正常的生理现象，一般产后半年左右会自行恢复，不需要特殊处理。

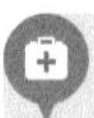

12. 产后贫血怎么办?

贫血是产后妈妈身上经常会出现的一种症状，不但会影响妈

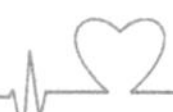

妈的身体健康，也会给宝宝带来不良影响。如果妈妈在分娩后出现了贫血，自身营养不能得到及时补充，身体自然会处于虚弱状态，对身体恢复不利。同时，产后妈妈贫血还会导致乳汁分泌不足，乳汁中的含铁量过少，使宝宝营养不良，对宝宝的身体和智力发育造成影响。产后妈妈可以通过食补和药补两种方式来补血。

（1）在食补方面，产后妈妈应该在食谱中多添加以下几种补血食物。

①桂圆：桂圆中含有大量的铁质。

②菠菜：铁质的含量很高，是一种重要的补血蔬菜。

③蜂蜜：富含与人体血清浓度相近的多种无机盐和维生素，以及铁、钙、铜、锰、钾等多种元素，对治疗缺铁性贫血、延缓衰老有很好的效果。

④发菜：颜色很黑，所含的铁质较高。用发菜煮汤做菜，可以补血。

⑤阿胶：民间经常采用的补血材料，可以帮助产后妈妈补血。

⑥金针菜：含铁量极高，同时还含有丰富的维生素 A 、维生素 B1 、维生素 C 、蛋白质等营养素。

（2）如果食补不能满足产后妈妈的需求，还可以遵照医嘱进行药补。

13. 产后能不能化妆?

爱美之心人皆有之，适度得体的化妆有锦上添花的效果。产后妈妈可以做一些基础的护肤保养，做好清洁、补水和保湿。生完宝宝之后，多数产后妈妈都对自己的容颜有些担忧，化一点儿淡妆(图 5-2)，会让自己气色看上去更好，既能增加自信，又能让自己的心情保持愉快，不失为一件美好的事。

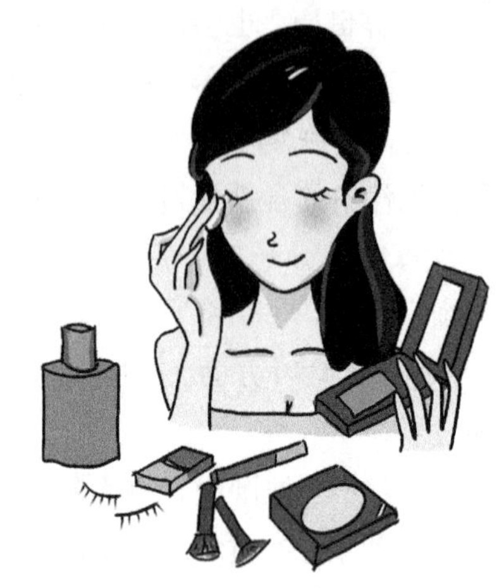

图 5-2　化淡妆

在化妆品的选择上，我们要考虑到哺乳期的特殊性，产后化妆品的选择要特别慎重。①首先是选择正牌化妆品，往自己脸上涂的东西，一定要保证质量。②不必追求大牌，应选择一款适合自己肌肤状态的化妆品。③网购要警惕，无法判断是否为正品时，建议去专柜购买。如果妈妈化了妆，那么与宝宝有肌肤接触之前，最好先卸妆。

14. 产后可以染发吗？

如果头发乱糟糟，就会给人一种很颓废的感觉，但是还在哺乳的妈妈是否担心染发、烫发或头发护理(包括任何其他的头发处理方式)会对母乳造成不良影响？有研究表明，哺乳期美发是安全的，包括染烫。

国际母乳协会对哺乳期美发的建议是，“没有证据表明，在哺乳期使用护发产品，如染色和烫发，会对孩子有任何影响”。在头发护理产品中有一些化学物质可能会通过皮肤吸收，但如果头皮健康，无创口或擦伤，那么皮肤对这些化学物质的吸收是十

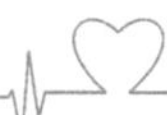

分有限的。

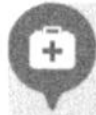

15. 产后多长时间来月经?

母乳喂养的妈妈产后4~6月恢复月经，不哺乳的妈妈则6~10周就会恢复月经。第一次月经来潮前有42%的人已经恢复排卵。因此，即使在哺乳期也要做好避孕措施，宜选用安全性较高、稳定而又可信的避孕方法。

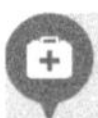

16. 产后何时可以同房?

生完宝宝后，很多夫妻都想知道什么时候可以“解禁”，那么产后要多久才能同房呢？同房时间是要根据产妇的分娩方式和产后恢复情况而定的。一般情况下，顺产产后42天，身体恢复状况良好，就能同房了。剖宫产最好在产后2~3个月，伤口愈合后才能同房。

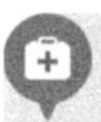

17. 哺乳期需要避孕吗?

哺乳期对排卵有一定的抑制作用，这种抑制可能会造成月经推迟或不规律等情况，但不是不排卵。研究显示，无论产后是否哺乳，妊娠发生的概率都很高。产后6个月内，采取有效的避孕措施是非常必要的。

(1)哺乳期不是“安全期”。

有人认为，产后哺乳期就是“安全期”，过性生活可以不用采取任何避孕措施，这是不科学的。据调查统计，约有1/3的哺乳妈妈会在月经恢复之前怀孕。这说明，哺乳期绝对不是安全期，利用哺乳期避孕是不可靠的。

产后妈妈一旦怀孕，只好去做人工流产，而这时的子宫比较薄、脆、软，做人工流产时容易造成子宫穿孔，引发大出血，对身体非常不利。若剖宫产的妈妈怀孕，再做人工流产难度就更大，对身体的危害也就更大。

(2)哺乳期不是安全期的原因。

能否怀孕，在女方来说取决于有无排卵。排卵的恢复不一定是与月经的恢复同步的，特别是在月经刚恢复的几个周期，常常是无排卵的月经周期，但也有不少人在月经恢复之前就已开始排卵，尤其是不哺乳的妈妈，排卵往往恢复较早。因此，妈妈在哺乳期间同房，随时都可能因已恢复排卵而怀孕。纯母乳喂养的妈妈，如果昼夜喂哺宝宝，那么6个月内避孕效果可达95%以上。

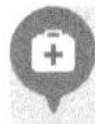

18. 产后如何科学避孕？

产后避孕是指在宝宝出生后12个月内，为防止产后非意愿妊娠的发生，保障产妇合理的生育间隔(指相邻两次分娩之间的间隔时间)而采取的避孕措施。理想的避孕方式应该符合安全、有效、简便、实用、经济的原则，对性生活及性生理无不良影响，男女双方均能接受且乐意持久使用。那么产后应该如何有效避孕呢？

(1)外用避孕药具：阴茎套、女用避孕套是产后避孕的首选。

(2)宫内节育器(图5-3)：主要通过对精子和胚胎的毒性作用，以及干扰受精卵着床来避孕。放置时间：一般在月经干净后3~7日内且无性生活为宜；产后42日子宫恢复正常，恶露干净，会阴切口已愈合；剖宫产术后半年；哺乳期或月经延期，放置时应先排除早孕。

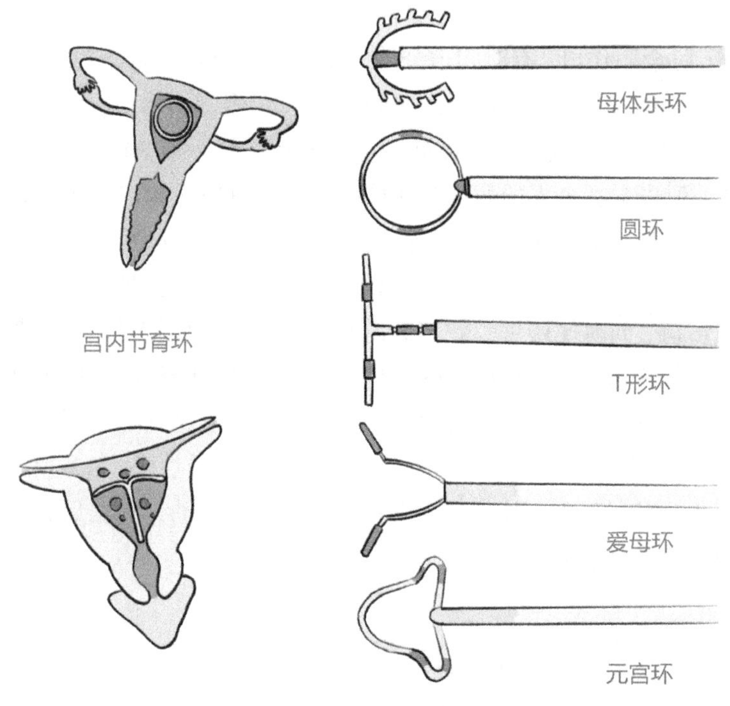

图 5–3　宫内节育器

（3）激素避孕：主要通过抑制排卵、干扰受精和受精卵着床来发挥避孕的作用。主要包括：口服避孕药、长效避孕针、缓释系统避孕药和避孕贴剂。哺乳期妈妈根据医嘱用药。

（4）安全期避孕法：包括日历表法、基础体温法、宫颈黏液观察法。此方法并不可靠，失败率高，不宜推广。

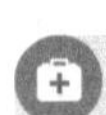

19. 会阴/腹部伤口什么时候能长好?

(1)会阴伤口：有时阴道分娩的产妇会阴有自然裂伤的伤口，根据裂伤的程度不同，愈合的时间不同。会阴侧切伤口，现在基本使用可吸收缝线，不需要拆线。可吸收缝线一般 30 天左右被吸收，但也根据个人的病情和体质而定。如有脓液渗出或出现伤口周围红肿，甚至伤口裂开的情况，应及时去医院就医。

(2)腹部伤口：现在医生做剖宫产手术时，已经普遍采取下腹横切口，同时使用可吸收缝线缝合，或使用皮肤拉链、皮肤凝胶黏合等方法，尽量让产妇的腹部皮肤损伤小、瘢痕小。腹部伤口表皮一般 7 天愈合，皮下可吸收缝线在 30 天左右就吸收了。下腹部的切口在术后的 1.5 年之内都会是一种慢性炎症的过程，伤口为一条粉红的，并隆起于皮肤的瘢痕，大约 1.5 年之后就会变成白色的、平坦的瘢痕。

20. 会阴伤口该如何护理?

如果不精心护理会阴部伤口的话，容易被尿道和肛门处的细菌感染，进而影响会阴切口的愈合，甚至还会导致各种妇科疾病，严重影响产后的生活质量。产后伤口的护理应注意做好以下几点。

(1)采取正确的卧位：产妇的侧切伤口一般在左侧，应该采取右侧卧位或仰卧位，以减少恶露污染伤口，有利于伤口恢复。会阴正中撕裂伤口可以仰卧或侧卧。

(2)产妇会阴冲洗：产后要配合医护人员进行会阴冲洗，一般采用碘伏擦拭外阴，确保切口周围无残留血迹，有血肿时可用

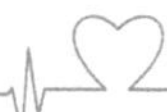

50%硫酸镁溶液湿敷。

（3）保持外阴清洁和干燥：注意及时更换卫生巾，防止潮湿环境滋生细菌。与此同时，每次如厕后，采用温水从前往后冲洗。擦拭时应从前向后擦，以免污染伤口，保持外阴清洁干燥，避免发生感染。一旦伤口出现了局部的红、肿、热、开裂等现象，或者出现脓性分泌物及全身发烧等情况，一定要尽快到医院检查。

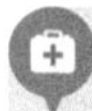

21. 产褥期什么时候可以开始洗澡?

产妇洗澡时间通常需要根据产妇的生产方式，以及身体的恢复情况进行综合判断，具体包括以下几种情况。

（1）顺产产妇：如果产后身体状况恢复良好，没有出现大出血的情况下一般在产后可以开始洗澡。如果顺产过程中进行了会阴侧切，洗澡时间应根据伤口愈合时间决定。另外，受体质因素的影响，体质虚弱的产妇可适当推迟开始洗澡的时间。

（2）剖宫产产妇：剖宫产术后通常必须待伤口愈合后再进行洗澡，以防伤口感染，影响身体恢复。多数剖宫产产妇伤口愈合需 7 天左右，待伤口愈合后可考虑洗澡。

另外，产妇洗澡时建议选择淋浴，不能坐浴、盆浴。在洗澡过程中必须做好安全措施，可在家人陪伴下进行。洗澡时间不宜过长，控制在 5~10 分钟，洗澡水温度适宜，避免出现身体虚脱的情况。

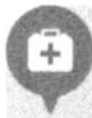

22. 产后可以泡脚吗?

产后妈妈是可以泡脚的。产后由于出血过多易致气血亏损、脉络空虚，出现产后恶露不尽、子宫收缩滞缓、乳汁分泌不足或淤积、产后焦虑、睡眠差等情况。有数据显示中药泡脚可改善产妇产后疲劳症状，促进血液循环和产后康复，提高睡眠质量。但泡脚时间不宜过长，每次15~20分钟比较合适。水温不宜过高，40℃左右为宜，如果水温过高，容易导致烫伤。此外，热水使血液循环加快，心脏负担加重、心率加快，从而引起脑部供血不足，出现头晕、晕厥等现象。另外，泡脚后还需要立即擦干，避免受凉。

23.“坐月子”期间对环境和衣物有什么要求？

虽然产后妈妈需要保暖，避免吹对流风，但是穿衣要根据室温和季节而定。一般母婴居室温度应控制在24~26℃，湿度在50%~60%，空气新鲜、通风良好、光线柔和。夏季如果室温达29℃以上，湿度偏高时应使用空调，但温度不可设定太低。风扇可以使用，但不要直接吹到产后妈妈和宝宝身上。注意无论使用空调还是风扇，要保证室内每日通风2次，时间为30分钟左右。

产后妈妈宜穿棉质透气、宽松保暖、干爽舒适的衣物。以不出汗、不感寒冷为原则。冬季应保暖，夏季应防暑。随气候变化增减衣服，并及时换洗。鞋子宜软，以布鞋为佳。

24.产后月子到底该怎么“坐”？

其实“月子”只是一个通俗概念，它的医学术语叫“产褥期”，一般指从胎盘娩出到产妇全身各器官恢复至妊娠前状态，通常为6周左右。“坐月子”应注意如下事项。

(1)多休息，适当卧床，避免提重物，以防脏器脱垂。

(2)居住房间每天定时开窗通风，每次30分钟，加强卫生，

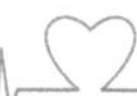

减少人员探视。

（3）注意保暖，避免吹冷风，但切勿捂汗，出汗后及时更换湿衣。

（4）定期洗澡洗头，注意保暖，及时擦干，谨防感冒。

（5）每天刷牙，餐后及时漱口。

（6）多喝水，多吃蔬菜水果，保证蛋白、谷物的适量摄入，但不可过量，避免吃大鱼大肉、大量喝油汤。

（7）合理用眼，要适当少看电视、电脑、手机和书本。

（8）母婴同室，多和宝宝亲密接触。

（9）避免同房和盆浴。

（10）产后体力允许的情况下则应适当社交，家人应多关注产妇，注意产妇的心理疏导。

25. 产褥期可以进行哪些活动？

产后应尽早开始适宜的活动。经阴道分娩的产妇第 1 天可下床轻微活动，产后第 2 天可在室内随意走动。行会阴侧切或行剖宫产的产妇，可适当推迟开始活动的时间。

产后可以做产后健身操（图 5-4）。根据产妇的情况，运动量应由小到大、由弱到强、循序渐进地进行练习。一般在产后第 2 天开始，每 1~2 天增加 1 节，每节做 8~16 次。出院后继续做产后健身操直至产后 6 周。产后健身主要的具体步骤如下。

①第 1 节：仰卧，深吸气，收腹部，然后呼气。

②第 2 节：仰卧，两臂直放于身旁，进行缩肛与放松动作。

③第 3 节：仰卧，两臂直放于身旁，双腿交替上举和并举，与身体呈 90°。

④第 4 节：仰卧，髋与腿放松，分开稍屈，足底支撑，尽力抬

高臀部及背部。

⑤第5节：仰卧起坐。

⑥第6节：跪姿，双膝分开，与肩同宽。肩肘垂直，双手平放床上，腰部进行左右旋转动作。

⑦第7节：全身运动，跪姿，双臂伸直支撑于床面，左右腿交替向背后抬高。

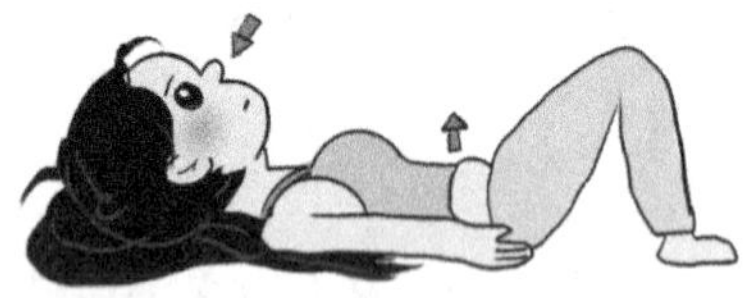

第一节：深吸气，收腹部，然后呼气

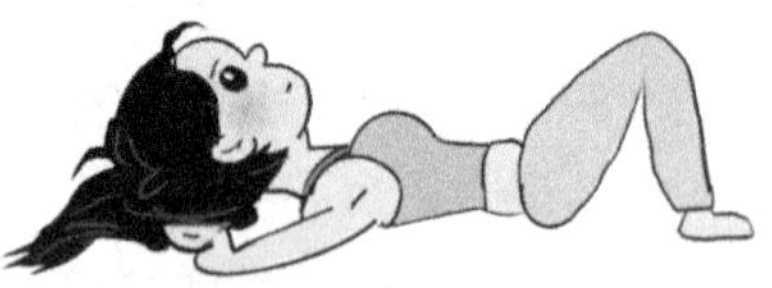

第五节：仰卧起坐

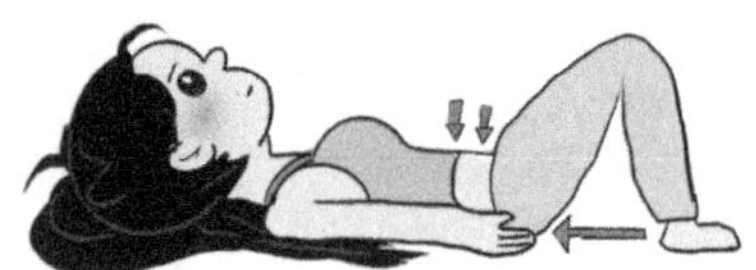

第二节：进行缩肛与放松动作

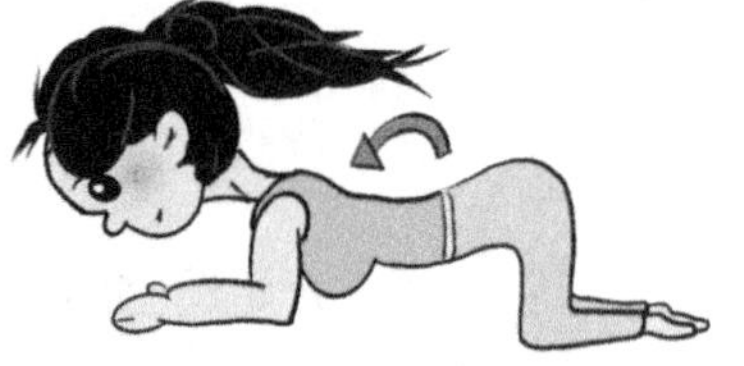

第六节：跪姿，肩肘垂直，腰部进行左右旋转动作

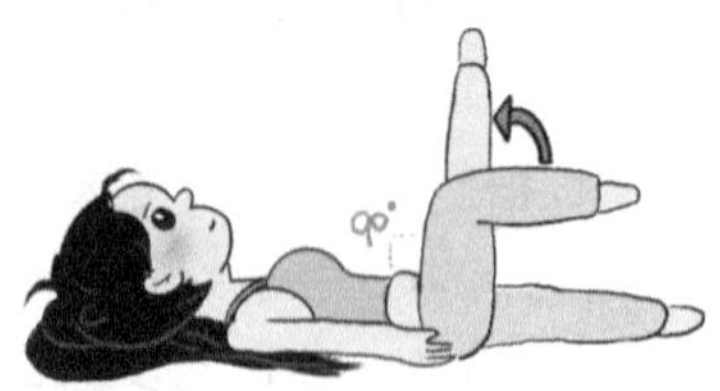

第三节：双腿轮流上举和并举

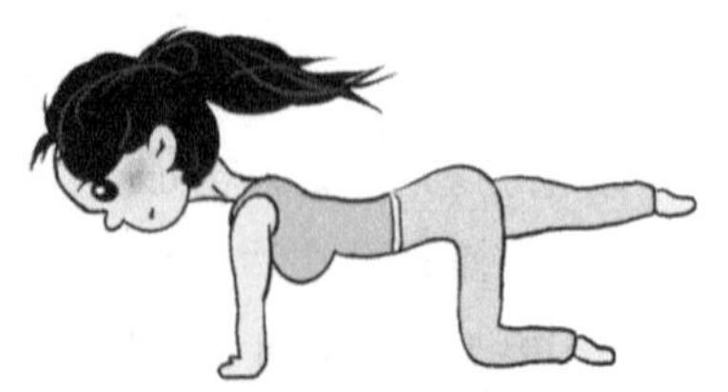

第七节：双臂伸直支撑，左右腿交替向背后抬高

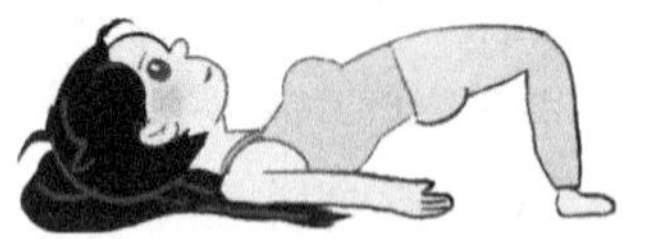

第四节：髋和腿放松，分开稍屈，足底支撑，尽力高臀部及背部

图5-4　产后健身操

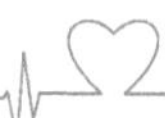

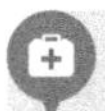

26. 产后复查挂什么科室？需要做什么检查？

产后 42 天需要到医院复查，以全面了解产后妈妈生殖系统恢复情况及宝宝发育情况。产后复查可以挂产后康复科或者产科门诊。产后健康检查包括一般检查和妇科检查。一般检查主要有：测量血压、脉搏、查血尿常规。妇科检查主要有：子宫是否已恢复到未孕状态。如有妊娠期糖尿病，还必须复查空腹血糖；如合并妊娠期高血压疾病，必须复查肝、肾功能。其他检查听从产科医生建议。宝宝在儿童保健科检查，由儿科医生进行查体、测量身高、体重及新生儿测评等项目的检查。

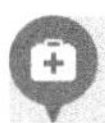

27. 哪些产后妈妈需要做盆底肌肉锻炼？

几乎所有的产后妈妈都需要做盆底肌肉锻炼，因为在怀孕和分娩过程中，盆底肌肉会受到很大的压力和拉伸，容易导致盆底肌肉松弛和功能障碍，影响生殖健康和生活质量。特别是以下几类产后妈妈，更需要加强盆底肌肉的锻炼。

（1）经阴道分娩的产妇：经阴道分娩的产妇会导致盆底肌肉和韧带组织的拉伸和损伤，需要更加注意盆底肌肉的恢复。

（2）产后出现尿失禁的产妇：这些症状可能与盆底肌肉功能障碍有关，需要进行盆底肌肉锻炼来加强肌肉功能和控制力。

（3）产后进行腹壁修复手术的产妇：这些手术通常需要切断腹直肌，对盆底肌肉的支撑功能也会造成影响，需要进行盆底肌肉的恢复和强化。

预防性的产后盆底肌肉锻炼：所有产后妈妈都可以进行盆底

肌肉锻炼，预防性的锻炼可以帮助加强肌肉功能，减少盆底肌肉的松弛和损伤，从而预防生殖健康问题。需要注意的是，盆底肌肉锻炼应该是渐进式的，逐渐增加肌肉收缩的强度和时间，切勿一次性过度锻炼。如果您不确定如何进行盆底肌肉锻炼，可以向产科医生或专业的理疗师咨询。

严格来说，所有的中、晚期妊娠及产后妇女，均适宜行盆底肌肉康复训练。对于有下述情况者，更应及早进行盆底肌肉康复训练：①盆底肌力减弱，如无法对抗阻力、收缩持续时间≤3 秒（检测盆底肌力评级≤3 级）或阴道收缩压≤30 cm H_2O 者；②产后出现尿失禁或者尿失禁在产后持续存在；③产后出现盆腔脏器脱垂，尤其是伴阴道前后壁膨出；④会阴伤口瘢痕疼痛；⑤产后性生活质量下降；⑥产后排便异常；⑦产后尿潴留。

如果有以下情况暂时不宜选择盆底肌肉锻炼，属于禁忌证：①阴道出血（如晚期产后出血，月经期等）；②泌尿生殖系统的急性炎症；③需要植入心脏起搏器者；④合并恶性盆腔脏器肿瘤患者；⑤痴呆或不稳定癫痫发作。

28. 盆底肌肉锻炼怎么做?

（1）如果盆底疾病症状轻微，可以在家进行腹式呼吸。

动作要点：平躺在床上，慢慢吸气，胸廓不动，腹部鼓起，盆底放松。慢慢吐气，腹部下瘪，吐气最后腹部收紧同时提肛收阴。8~10 分钟左右，早晚各一组。

（2）对于有漏尿困扰的女性，建议进行盆底修复，同时加强日常锻炼。

①动作一：凯格尔运动（图 5-5），指通过有意识地对盆底肌

做自主性收缩训练，增强控尿能力，使盆底肌恢复弹性。具体方法：排空膀胱，取平卧位，双腿弯曲，吸气时收缩盆底肌群，由外向内、由下往上收紧提升，以感觉尿道口和肛门之间的会阴部向内紧缩并向上提升为准，持续 5~10 秒，呼气时肌肉慢慢放松，感受到盆底肌下降和伸展，停留数秒，即为一次完整的动作。

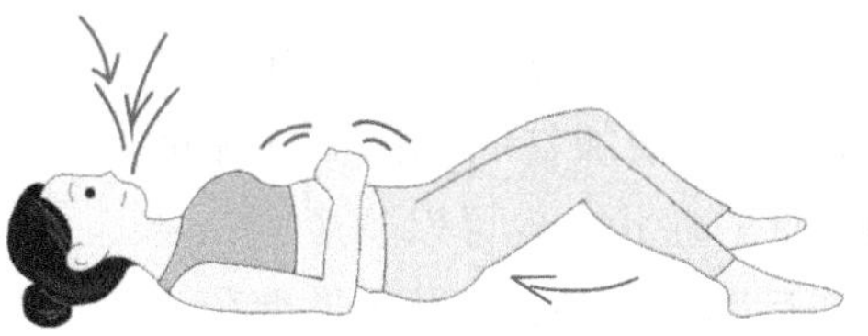
排空小便，取平卧位，吸气时感受盆底肌的收缩和上提

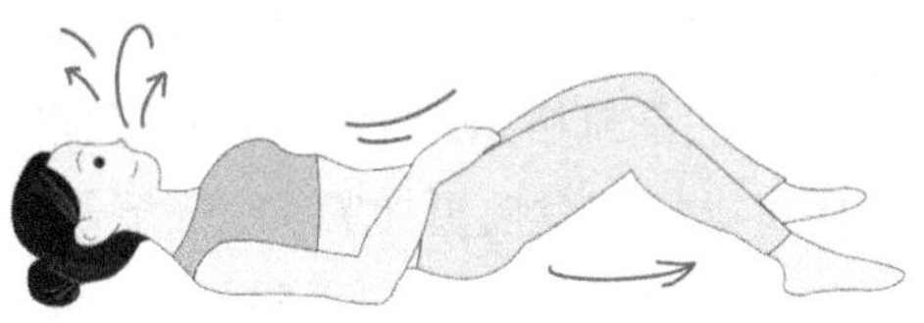
呼气时充分放松，感受盆底肌的下降和伸展

图 5-5 凯格尔运动

②动作二：蛙式开合（图 5-6）。具体方法：侧躺，左臂支撑头部，将臀部弯曲至 45°，膝盖弯曲至 90°，双腿合拢；上方腿打开，双脚保持并拢，膝盖向外扩张，每次动作保持 3~5 秒，再慢慢合拢双腿，对侧重复一样的动作。

（3）如果家庭训练效果不理想，可到专业医疗机构进行盆底肌的康复训练。比如电刺激、阴道哑铃、磁刺激、生物反馈等。

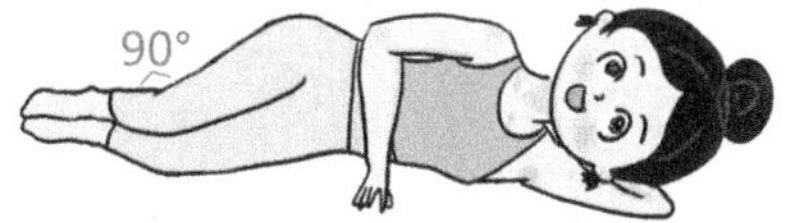

侧躺，手臂支撑头部，膝盖弯曲至90度，双腿合拢

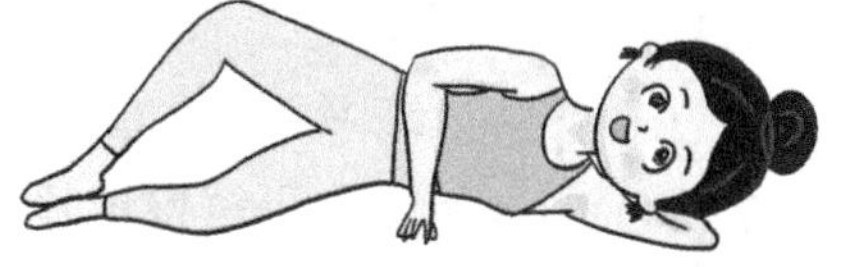
上方腿打开，双腿保持并拢，膝盖向外扩张，每次动作保持3~5秒

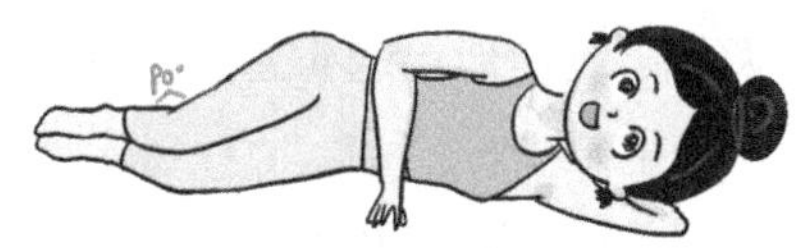
慢慢合拢双腿，对侧重复一样的动作

图 5-6 蛙式开合

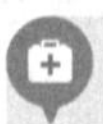

29. 剖宫产能做产后康复吗?

虽然剖宫产不是经阴道分娩，但同样经历孕育胎儿的过程，同顺产妈妈一样，也可能在产后出现一系列的机体损伤。所以剖宫产是可以做产后康复的，可自己通过运动修复，比较常用的方法是凯格尔运动。因为，凯格尔运动能增加盆底肌肉的收缩能力，使盆底更加紧实，缓解子宫脱垂的症状。也可以到产后康复科做盆底康复，该治疗对于纠正产后阴道松弛，以及阴道壁脱垂的效果较好。剖宫产术后，产妇在医生的指导下，适当进行产后修复运动，对身体的恢复也有帮助。

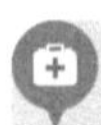

30. 剖宫产后的复原操怎么做?

剖宫产后的复原操应该在医生的指导下进行，通常建议产后 6~8 周后开始逐渐进行轻度的运动和锻炼。以下是一些常见的剖宫产后复原操。

(1)深呼吸练习：坐在椅子上，双手放在肚子上，缓慢地吸气，感觉肚子隆起，再缓慢地呼气，感觉肚子凹下去，每次呼吸练习 5~10 分钟。

(2)桥式运动：平躺在瑜伽垫上，双腿弯曲，双手放在身体两侧，缓慢地抬起臀部，直到身体呈一条直线，然后慢慢放下臀部，重复 10~15 次。

(3)腹肌收缩练习：坐在椅子上，背部挺直，双脚平放在地面上，双手放在膝盖上，用力收缩腹肌，感觉腹部向里凹陷，保持 3~5 秒，然后慢慢放松，重复 10~15 次。

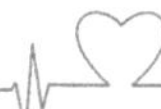

(4)骨盆倾斜练习：站立或坐在椅子上，手放在髋部，缓慢地向前倾斜骨盆，然后向后倾斜骨盆，重复 10~15 次。

需要注意的是，剖宫产后的复原操应该根据个人情况进行调整和选择，尽量避免过度运动和压力过大的活动，如果出现不适或疼痛，应该立即停止锻炼并向医生咨询。

31. 爱运动的新妈妈阴道分娩后什么时候可以运动呢?

通常情况下，产后第 1 天可以做的第 1 项运动就是呼吸和放松练习、轻微的腹部按摩、活动双脚和小腿、活动手臂和手指等。顺产的产妇在产后第 1 天就可以下床走动了，在 5 天之后就可以做一些收缩盆骨的运动。在产后 2 个星期左右，就可以做锻炼骨盆肌肉的凯格尔运动，还可以做一些伸展运动，或者是柔软体操。做运动前必须排空膀胱，不要在饭前或者是饭后 1 小时内做运动，要穿宽松或者是弹性好的衣裤，运动次数由少逐渐增多，避免过度劳累。需要注意的是，每个产妇的情况和恢复时间不同，如果有任何不适或疑虑，最好先咨询医生的建议。

32. 等生完二胎、三胎再做产后康复可以吗?

整个妊娠和分娩过程中，孕产妇的身体会发生一系列的改变。随着胎儿不断增大，孕产妇腹部明显向前、向下凸起，腰椎曲度显著增加，在腰骶部重心力量轴线发生变化的影响下，孕产妇的身体内部结构、机能会出现不同程度的损伤，不仅会引起阴道松弛、盆腔器官脱垂、漏尿、性生活不满意等，还会出现腹部膨隆、腰椎前凸、骨盆倾斜、长短腿等一系列的体态异常。

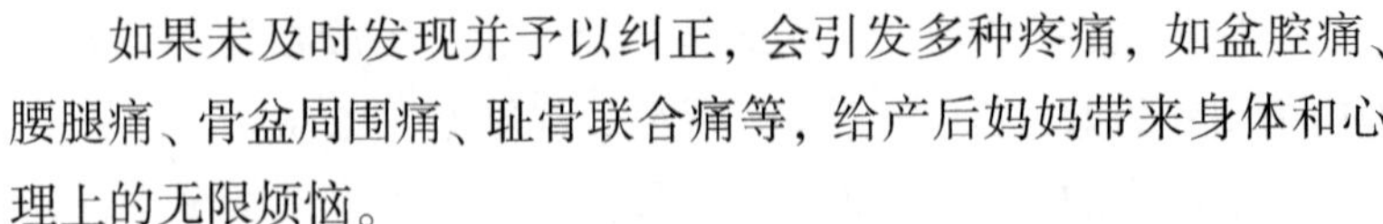

如果未及时发现并予以纠正，会引发多种疼痛，如盆腔痛、腰腿痛、骨盆周围痛、耻骨联合痛等，给产后妈妈带来身体和心理上的无限烦恼。

千万不要等第二胎、第三胎分娩结束再康复，如果前一次妊娠分娩造成的损伤没有恢复，多次的创伤不是单纯次数的累加。

33. 产后不漏尿还需要做盆底康复吗?

妊娠、分娩对盆底造成的损伤，可能会因个人体质不同，导致受损的严重程度不一样。有的产妇产后没有出现疼痛、漏尿等盆底疾病的临床症状，误认为自己的盆底没有损伤，不做产后盆底检查，也不做产后康复。盆底损伤没有表现出来不代表不存在，为了身体健康着想，还是有必要进行盆底康复。同时也建议所有产后妈妈都进行正规产后评估，对已存在却尚未出现症状的损伤，若未能及时发现并予以修复，将错过最佳的治疗时间，并会在数年后逐渐出现症状，给以后的生活埋下隐患。

34. 产后尿失禁怎么办?

“笑尿了”“咳嗽、打个喷嚏就尿了”，很多生产完的妈妈都会面临一件尴尬的事情——产后尿失禁，产后尿失禁究竟是怎么回事儿?

产后尿失禁是分娩时，胎儿先露部分对盆底韧带以及肌肉的过度扩张，进而使得膀胱底及上 2/3 尿道的组织松弛所致。目前，治疗产后尿失禁的方法有凯格尔运动锻炼、盆底肌电刺激、热敏灸等。

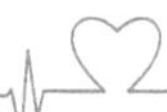

（1）凯格尔运动：又称盆底肌肉锻炼，是通过重复缩放盆底肌肉以增强肌肉张力，对于改善尿失禁有很大的帮助。具体操作方法见本章第28问。

（2）盆底肌电刺激：利用阴道电极低电压对盆底肌肉群进行刺激，从而增强盆底肌肉的收缩强度和弹性，使盆底肌肉得到有效锻炼。目前，该方法广泛运用于医院的产后康复科。

（3）热敏灸（图5－7）：在进行热敏灸时，需要注意掌握好时间和强度，避免过度地刺激皮肤和身体，同时也需要注意灸后的保暖和休息。热敏灸属于中医理疗方法，需要由专业的中医师根据患者的具体情况进行诊断和治疗。在进行热敏灸之前，最好咨询医生的建议，避免不必要的风险和损害。同时，在进行热敏灸过程中，如出现任何不适或疼痛的情况，应立即停止治疗并向医生咨询。

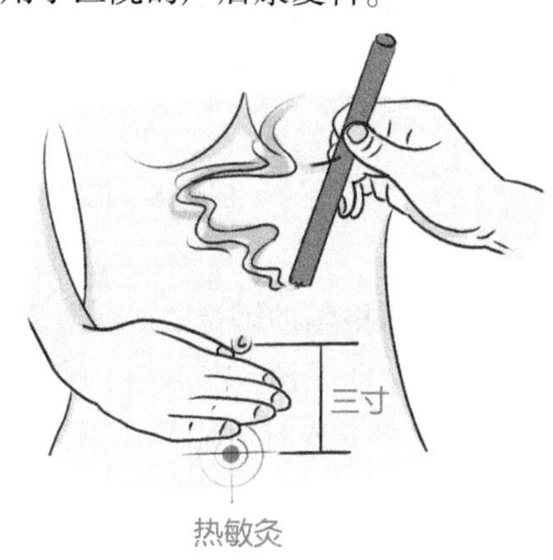

图5－7　热敏灸

35. 产后如何预防子宫脱垂？

子宫脱垂（图5－8）是指子宫从正常位置沿阴道下降，部分或全部脱出阴道口以外，由于盆腔筋膜、韧带和肌肉松弛、薄弱，不能为子宫提供足够的支持。子宫脱垂对日常生活、心理生理产生巨大影响，严重降低女性的生活质量。那么可以采取哪些方式进行预防呢？

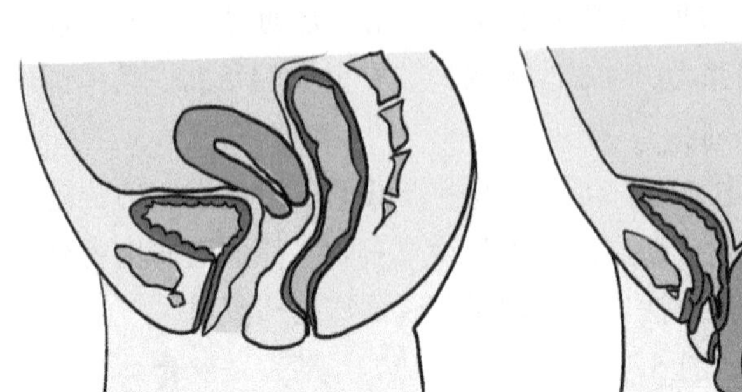

图 5-8　正常子宫与子宫脱垂

(1)凯格尔训练：见本章第 28 问。

(2)生活干预：产后多休息，让身体慢慢恢复，不宜过度劳累，以减轻分娩时造成的压力，避免发生子宫脱垂。此外，在月子期间要经常变换睡姿，可在一定程度上避免子宫后位。长期的便秘也容易引起子宫脱垂，所以在饮食上要多吃一些富含膳食纤维，容易消化的食物，养成定时大便的习惯，不要吃太多辛辣刺激的食物。

(3)盆底肌锻炼：①提肛运动：端坐在凳子上，交叉双脚，双手置于大腿，交替进行起立与坐下动作，每天 2~3 次，根据自身情况合理规划训练强度，训练可由少到多，依次累积。②收缩肛门：用力将肛门收紧，5~10 分钟/次，每日训练 3~4 次。③小便期间，可自动将小便中断，训练尿道口括约肌功能。

(4)生物反馈疗法：生物反馈治疗可通过不断变化的电流兴奋神经肌肉组织，引起肌肉的收缩，从而锻炼盆底肌肉的舒张和收缩功能，此疗法需要去医院康复科就诊治疗。

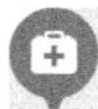

36. 如何改善产后阴道松弛?

阴道分娩后，阴道会有不同程度的变化，完全恢复前会对性生活的质量有一定的影响。具体的恢复时间因个体差异而异，但通常需要几个月到一年不等的时间。

(1)随时随地收肌练习。

站立，双腿微分开，收缩两侧臀部肌肉，使之相挟，然后收缩括约肌，使阴道向上提。阴道恢复速度较快，大约在分娩 1 周后宽度就会大大缩小，接近分娩前，最终会比分娩前略微宽一些，但不会特别松弛，不需要担心。

(2)收紧阴道练习。

产后妈妈可以将收缩的动作专注在阴道、尿道上，持续重复一缩一放的动作，每天 1~2 次，每次 10 分钟。在产后第 2 天就可以开始练习，当练习持续 6~8 周时，不但阴道肌肉呈现紧绷状态，而且阴道的敏感度也会有所增加。

(3)中断排尿练习。

小便时进行排尿中断练习，排尿一半时忍着不排让尿液中断，稍停后再继续排尿。如此反复。经过一段时间的练习后，阴道周围肌肉张力提高，阴道就变紧了。

(4)缩肛练习。

每天早晚在空气清新的地方，深吸气后闭气。同时如忍大便状收缩肛门，如此反复 100 次以上。当习惯以后，平时生活中都可以进行。不在于次数的多少，有时间就可以进行上述练习。经过一定时间的训练，盆腔肌肉的张力就会提高，阴道周围肌肉也就变得丰实、有力，阴道松弛就可以不药而愈了。如果阴道的确变得很松弛，无法通过锻炼恢复，或者阴道壁有膨出现象，可以到正规医院施行阴道紧缩术。这种手术痛苦较小，恢复也较快，但术前 3 天不能有性生活，术后要严格遵医嘱，保持卫生并预防感染。

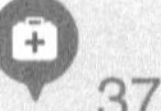

37. 产后需要用束腹带吗?

束腹带(图 5-9)最主要的功能是避免产妇活动时牵扯到伤口，剖宫产产妇可以使用。顺产产妇的伤口在会阴部，使用束腹带的意义不大。

剖宫产的产妇翻身或者下床活动之前，尤其是第一次下床活动之前，为了避免牵扯到伤口，使用束缚带可以缓解疼痛。但是，不要整天使用束腹带，也不要在吃饭的时候绑太紧，以免影响肠胃蠕动，引起腹胀或消化不良，晚上睡觉时也要解开束腹带使身体放松，保证良好的睡眠质量。

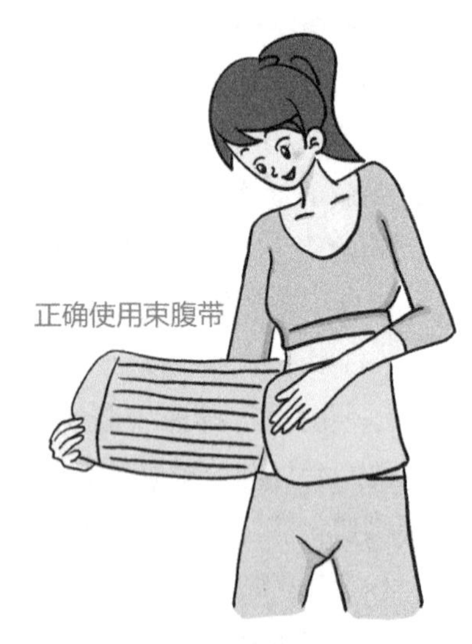

图 5-9　束腹带

选择束腹带时，不要贪图便宜，以免买到劣质材料制成的束腹带，引起皮肤过敏。

尽量不要选择纱布做束腹带，因为每次要一圈圈地绕，如果出汗多，每天都需要清洗更换，使用起来比较麻烦，而且纱布类的束腹带没有弹性，绑紧了喘不过气，绑松了没有效果。

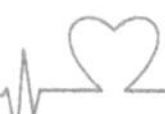

一般来说，选择束缚带时，应根据妈妈的体型选择大小，应选择一款大小适宜的束缚带。

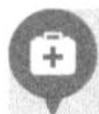

38. 产后哺乳期妈妈如何选择内衣?

哺乳期妈妈可能出现生理性胀奶，随着乳汁的充溢，内衣的罩杯也会出现变化。选择一件合适的内衣，不仅方便哺乳，自己也觉得舒适。那么，该如何挑选一件合适的内衣呢?

(1) 面料舒适：这是排在第一位的。哺乳期妈妈应该选择面料舒适，纯棉材质的内衣。刚生完宝宝的妈妈，身体极易出汗，选择棉质的内衣吸汗性好。

(2) 罩杯合适：哺乳期乳房胀大，要选择适当大一点的罩杯。最好穿全罩杯的内衣，以此来给乳房更好的包裹性和支撑力，防止乳房下垂。

(3) 开口方便：我们在选择内衣的时候要选择单独的开口设计，方便哺乳。开口设计分 3 类。①上开口式：在内衣肩带上设有挂钩，当需要哺乳时解开挂钩，哺乳完后挂上即可。这种设计的好处是承托力较好，操作方便。②前开扣式：在内衣中间有按扣，需要哺乳时揭开即可，可以单手操作。③前开孔式：它是在内衣正中间或者肩带上有开口，但当掀开罩杯时，只露出比较小的面积。优点是遮蔽性较高，外出哺乳时更方便。

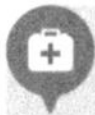

39. 产后如何减肥?

肥胖、大肚腩困扰着各位产后妈妈。妊娠期间女性体内的荷尔蒙水平会发生变化，其中一些荷尔蒙会促进脂肪储存。此外，妊娠期为了支持胎儿的生长和发育，过多进食和缺乏运动都会导致肥胖的产生。产后肥胖会给其心理健康及生活质量带来负面的影响，容易诱发多种并发症，如糖尿病、心脑血管疾病、高血压病、高血脂等。有些爱美的妈妈不断尝试各种瘦身办法，甚至不惜采用过度节食、服用减肥药等有害身体健康的方法。那么产后妈妈如何正确减肥呢？

（1）运动锻炼：顺产、没有产后大出血的妈妈在产后当天可以下床走动，3~5 天后可以做一些收缩骨盆的运动。建议从简单的肢体运动开始，如手臂和腿部的轻度运动，逐渐增加强度。剖腹产的妈妈，产后一个月后才可以开始做伸展运动，产后 6~8 周可以开始进行适度的锻炼，可以学习一些针对剖宫产恢复的专业课程，如产后恢复瑜伽、普拉提及产后康复训练等。在进行锻炼之前，一定要先咨询医生的建议，并在专业人士的指导下进行适当的锻炼。如果出现不适，应及时停止锻炼并咨询医生的建议。

（2）合理饮食：由于产后哺乳期要承担哺育宝宝的任务，所以不能严格控制饮食，妈妈们要明白进补的原则，科学搭配饮食，要注意摄入的质，更要酌情把握好摄入的量。如每天两杯脱脂牛奶，吃鸡蛋、牛肉补充充足的蛋白质，适当食用粗粮，多吃新鲜水果和蔬菜。多喝清汤，浓汤不宜喝得太频繁。保持好的饮食习惯，合理膳食，既能给宝宝提供优质的母乳，又能保持好身材。

（3）母乳喂养：母乳是母爱传递的重要纽带，是母亲给宝宝的珍贵礼物。宝宝每天通过母乳带走 500 kcal 的热量，这有助于妈妈减肥。

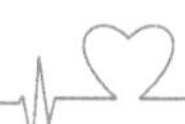

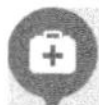

40. 产后如何锻炼腹直肌？

腹直肌分离也是导致大肚腩的重要原因之一，怀孕时，增大的子宫会把腹壁撑开，腹直肌也在慢慢被撑开变大，大部分产妇生产后，腹部的这两块肌肉力量比较薄弱，缺乏收缩回去的力量，导致腹直肌分离。产后若不能及时恢复腹直肌分离的状态，会使腹壁松弛，导致腹部凸出，影响身体外观，变成产后妈妈最痛恨的大肚腩。因腹部膨出、增厚，有人形象地称为“青蛙肚”。

锻炼腹直肌的方法有以下几种。

(1)腹式呼吸(图 5-10)：用鼻子吸气，吸气时最大限度地向外鼓肚子，胸部保持不动；用嘴呼气，呼气时，腹部慢慢回落，胸部保持不动。坚持每天做 10~15 分钟，建议每分钟 6 次。

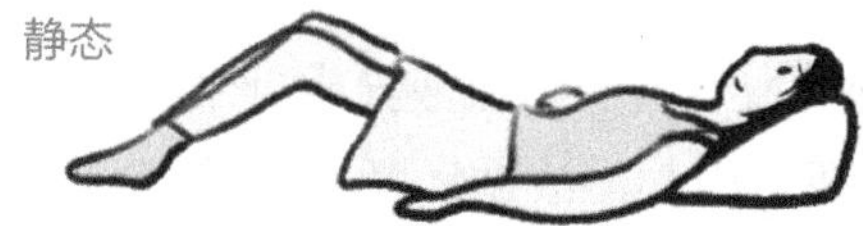

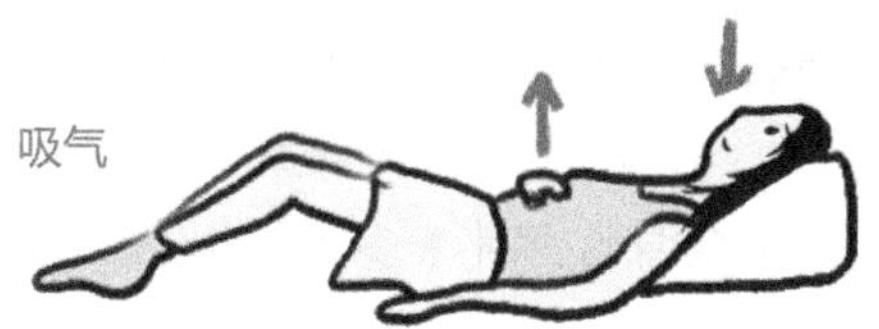

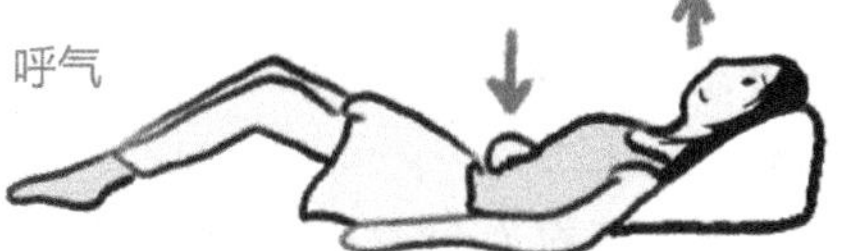

图 5-10　腹式呼吸

（2）抬头训练：仰卧位，双膝屈曲，调整呼吸，吐气将头抬离地面，同时双手将腹直肌往腹部中线推，然后吸气放松，头部回到地面。同时，日常生活中，不要突然站立或坐下，以免损伤核心肌群。

（3）腹部挤压：双手于腹直肌分离区域向中间挤压，双手贴紧在腹直肌两侧，以45°向肚脐中间挤压，最好配合呼吸来做，吸气时，手稍微放松，呼气时，进行挤压。每天坚持做300次，可以达到比较好的效果。

在锻炼的同时，要注意调整饮食，减少高油、高糖食物的摄入，增加粗粮的摄入，多食用新鲜蔬菜和水果，总体能量摄入比平常的饮食少500 kcal左右。锻炼和饮食调整相结合，会产生较好的效果。

41. 产后如何预防静脉血栓栓塞症?

静脉血栓栓塞症是指静脉血管管腔内血液异常凝结，形成血栓而使血管完全或者部分阻塞，引起血液循环障碍。孕产妇静脉血栓栓塞症的发生率为1‰~2‰，且静脉血栓栓塞症的风险在产后尤其是剖宫产后会急剧升高。哪些情况会增加静脉血栓栓塞症的风险？妊娠期间外科手术、静脉血栓栓塞家族史、高龄妊娠、肥胖、截瘫或长时间制动、全身性感染、多胎妊娠、子痫前期、剖宫产术、产程延长、死胎、严重产后出血或大量输血等都可能使静脉血栓栓塞的风险增加。如何早期识别静脉血栓栓塞？当出现下肢疼痛、肿胀时必须高度警惕发生静脉血栓栓塞症。那么，产褥期该如何预防静脉血栓栓塞症呢？

（1）早发现、早干预、早治疗：所有女性在孕前或孕早期都要由医护人员进行静脉血栓栓塞症相关风险的详细评估，有高危

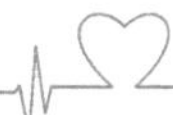

因素时必须遵医嘱，合理使用抗凝药物。

(2)剖宫产术后：家属可以给产妇下肢按摩，由远端向近端挤压肌肉，促进静脉血液回流，按摩时动作应轻柔。产妇尽早做踝泵运动，每次5~10分钟，每2~4小时一次。在病情允许的前提下，尽可能早起下床活动，逐渐增加肢体各部的活动范围以及肌力锻炼。

(3)饮食方面：需要多摄入新鲜、富含纤维素的绿色蔬菜、水果，蛋奶类要每日补充，少食油腻、高脂的刺激性食物；平时要保持大便通畅，避免便秘。

(4)月子期间：应适当活动，避免久坐、久站，可以根据身体情况做产后健身操。

42. 妊娠期糖尿病的妈妈产后怎么控制血糖?

妊娠期糖尿病的妈妈在分娩后血糖一般可恢复正常，但未来发生2型糖尿病的风险增加。因此，妊娠期糖尿病女性应在产后4~12周复查血糖。即使初次随访血糖正常，仍应该遵循健康的饮食模式，此后每1~3年进行一次糖尿病检测，及早发现糖尿病及糖尿病前期，以减少发展成为2型糖尿病的风险。

43. 产后出汗多怎么办?

有许多产后妈妈坐月子时都发觉自己整天出汗不止，以为是分娩造成身体虚弱的表现，吃了许多营养品，大补特补，也不见好转。其实，这完全是一种生理现象，由于产妇的身体在妊娠期间积累了大量的水分，产后1周，身体逐渐排出多余的水分而导致出汗。出汗量较大，要及时更换床单和衣物，避免受凉。为了缓解出汗带来的不适，产妇可以注意以下几点。

(1)保持室内通风和干燥，避免潮湿和闷热的环境，以防止出汗过多导致脱水。

(2)注意饮食，多食用清淡、易消化的食物，避免食用过多的辛辣、刺激性食品和饮料，以防加重出汗。

(3)保持足够的睡眠和休息，避免过度劳累。

(4)如果出汗过多，可以适当增加饮水量，补充体内水分。

对于大部分产妇来说，产后出汗是一种正常的生理现象，不必过于担心。不过，对于出汗过多或者出现其他不适症状的产妇，建议及时就医，以免延误病情。

44. 产后脸上有妊娠斑怎么去掉?

妊娠斑是由面部黑色素沉着引起的，其虽对产妇身体健康不构成威胁，但产妇因容貌影响给自己带来巨大心理压力和困扰。妊娠斑只是孕期一种特殊的生理反应，所以一般产后数月，皮肤上的色素沉着颜色会变浅，最终消失；但也有面部妊娠斑消退不全而留下痕迹的。如果妊娠斑长期不能消退的，可以尝试以下方法。

(1)平时注意少晒太阳，紫外线会加重妊娠斑。

(2)建议常吃富含维生素C的食物，维生素C能抑制皮肤内多巴醌的氧化作用，使皮肤内的深色氧化型色素转化为浅色还原型色素，抑制黑色素的形成。

(3)保持愉快的心情。

(4)沐浴时，坚持用冷水和热水交替冲洗相应部位，促进局部血液循环。

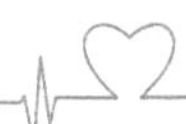

45. 产后阴道炎怎么办?

产后阴道炎是指产妇在分娩后出现的阴道炎症，通常是由细菌、真菌或其他微生物引起的阴道感染。产后阴道炎的症状包括阴道瘙痒、有烧灼感、分泌物增多、有异味、疼痛和排尿困难等。它不仅影响了产妇的生活质量，还可能会影响宝宝的健康。因此产妇要积极预防和及时治疗产后阴道炎。

(1)预防方法：①注意个人卫生，保持外阴的清洁干燥，勤换内裤，自己洗澡的时候用过的浴巾和穿过的内裤应用开水煮一煮，可以杀菌。②治疗阴道炎期间夫妻最好不要同房，防止感染。③饮食不要重口味，吃些清淡的食物，做菜的时候也要清淡些，辣的食物最好是少吃或者是不要吃。

(2)治疗方法：对于产后阴道炎的治疗，首先要根据细菌药敏试验结果合理使用抗生素，不得自行停药。阴道炎的症状较轻时，可以使用局部抗生素药物、抗菌洗液、消炎药膏等进行治疗。在治疗期间，不宜进行性生活，以免加重病情。如果治疗无效或症状加重，应及时就医。

46. 产后如何预防尿路感染?

尿路感染是由细菌、病毒、真菌或多种寄生虫引起的。一般分为上尿路感染和下尿路感染。按细菌侵入的途径又可分为血性感染、上行感染、下行感染。那么我们该如何有效预防尿路感染?

(1)注意个人卫生：产妇在产后需要特别注意个人卫生，尤其是外阴和肛门部位，每天都要用温水清洗并保持干燥。选择纯棉的内裤，每天换洗，在阳光下晒干杀菌。

(2)多喝水：产妇需要多喝水，每天至少饮用 8~10 杯水，以促进排尿和清洗尿路。尽量避免饮用含有咖啡因或酒精的饮料。

(3)避免过度疲劳：产妇需要注意休息，避免过度疲劳，因为疲劳会影响身体免疫力，容易引起感染。

(4)注意排尿：尽量避免憋尿，避免过度用力排尿，每次排尿尽量将尿排空。

如果产妇出现尿频、尿急、尿痛等症状，可能是尿路感染的征兆，应及时就医。

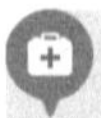

47. 产后如何正确护牙?

有人说坐月子不能刷牙，容易引起牙龈出血，牙齿松动。其实这是不对的，恰恰相反，坐月子期间不仅要刷牙，更要好好刷牙，保持口腔清洁。坐月子刷牙有哪些注意事项呢?

(1)用温水：月子里，产妇身体虚弱，对寒冷刺激很敏感。如果水温太低，会给牙龈带来刺激。但也不能用太烫的水刷牙，同样对牙龈不好。所以，用温开水刷牙是最合适的。

(2)用细毛牙刷：产后的妈妈在选择牙刷的时候宜使用细毛软毛的牙刷，也有人称之为“月子牙刷”，可以减少对牙龈的刺激。我们平时使用的牙刷一般比较硬，产后妈妈用这种牙刷刷牙会加剧牙龈出血的情况。

(3)勤刷牙：至少早晚各刷 1 次，用餐后要及时用温水漱口，还可以适当地用专业漱口水漱口。如果产后妈妈在晚上要吃夜宵，那么吃完夜宵后一定要再刷一次牙。

(4)刷牙动作要轻柔：上牙应从上往下刷，下牙从下往上刷，

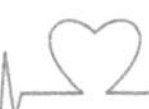

咬合面则来回刷，而且里里外外都要刷到，这样才能保护好牙龈，保持牙齿的清洁。

除此之外，产后妈妈很容易缺钙，导致牙齿松动，所以月子期间产后妈妈应该重视补钙。可以多吃一些含钙丰富的食物，有助于保持牙齿的健康。

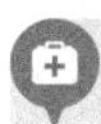

48. 产后如何护眼?

坐月子期间如果用眼不当，会使眼睛干涩、肿胀或疼痛，严重的时候还会导致视力下降、迎风流泪、过早老花等。

(1)产后尽量不要哭泣。月子期间哭泣虽然暂时释放了负面情绪，但是会伤害眼睛。产妇要学会调节自己的情绪，尽量保持好心情。

(2)产后避免用眼过度。妈妈在产后除了照顾宝宝、哺乳宝宝之外，在闲暇时也会想看看书报、手机、电视等。其实，产后不是绝对不可以用眼，只是不要过度用眼即可。只要妈妈感觉不到疲劳，是可以在产后两周看书报、手机、电视的，但是要掌握好度，每次连续用眼最好不要超过 1 小时，如果感到眼睛不适，就要马上停止。做眼保健操是比较有效的保护眼睛的方法，妈妈可以每天做 2 次。

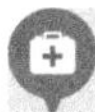

49. 会阴侧切术会留下后遗症吗?

会阴侧切术又称会阴切开缝合术，指的是阴道分娩过程中侧向切开产妇会阴，是分娩期第二产程中实施的一种简单的小手术，有助于扩大产道出口、减轻盆底阻力，从而缩短产程、促进胎儿快速娩出，减少胎儿宫内窘迫，会阴、盆底组织严重裂伤，阴道膨出，子宫脱垂和大小便失禁等并发症的发生。

会阴侧切术会留下后遗症吗？有些产妇担心做了会阴侧切术后，会使阴道内的神经受损、会把缝合用的线结残留在阴道内、会导致阴道松弛，从而影响产后性生活。其实会阴侧切术是在阴道外口做一个几厘米长的切口，又及时进行了缝合，缝合一般使用的是可吸收缝线，不需要拆线，所以阴道内不会残留线结，产妇在性生活时不会感觉有异物感。由于切口在阴道外口，也不会使阴道变得松弛。

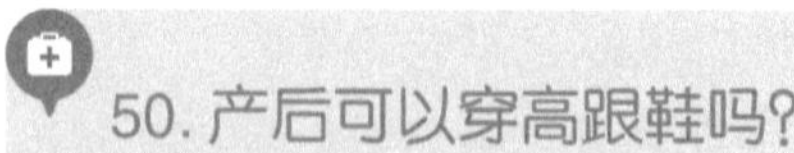

50. 产后可以穿高跟鞋吗？

穿着高跟鞋时，小腿的肌肉处于紧绷状态，而且膝关节处在锁死状态，关节负担比正常状态下重很多。所以，刚出月子的产后妈妈，本来骨盆的结构就还没恢复正常，腰骶部及下肢肌肉力量都比较差的情况下，穿着高跟鞋很容易诱发膝关节及腰骶关节的劳损，引起疼痛和不适。而且，产后一定要注意做好足部保暖，穿袜子、穿护脚趾和脚跟的鞋子。所以，产后 3 个月内不建议穿高跟鞋和硬底鞋，穿凉鞋和拖鞋时也应当穿上袜子。

51. 产后可以做医美吗？

自从生完宝宝后，妈妈由于晚上喂奶睡不好，会出现黑眼圈、毛孔粗大、黑头粉刺、肤色暗淡等一些皮肤问题，很多爱美的产后妈妈总想着产后可不可以做些医美项目，重回美貌的“巅峰”？

其实在哺乳期，产妇的内分泌功能还没有完全恢复，可以选

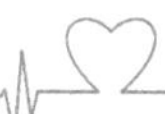

择食疗和搭配体育锻炼的方法来慢慢恢复美貌，而不建议过早地涉及医美治疗。如果必须选择医美治疗，产后至少半年以后，可以做一些不注射麻药的和不会导致破皮的治疗，比如光子嫩肤。如果要选择导致破皮的治疗，还是要等断奶以后，因为在哺乳期间需要保证宝宝和自身的营养，许多医美项目手术术后要求忌口，并且有恢复期，可能还存在需要服用药物等情况，会影响到宝宝的健康。因此，在进行任何医美项目前要慎重考虑。

52. 产褥期新妈妈会发生哪些心理变化？

新妈妈在产褥期不仅要面对身体各系统的改变，还需要面对由分娩带来的心理变化。如果不能正确应对，将会产生严重的心理问题甚至精神疾病。产褥期妇女的心理变化与分娩经历、伤口愈合、体态恢复、婴儿性别、哺乳情况和健康问题等变化有关，表现为情绪高涨、希望、高兴、满足感、幸福感、乐观、压抑及焦虑等。有的产妇可能因为理想与现实中母亲角色的差距而产生心理冲突；因为胎儿娩出后生理上的排空而感到心里空虚；因为宝宝外貌及性别与理想中的不吻合而感到失望；因为现实中妈妈需要承担太多的责任而感到恐惧；因为丈夫注意力转移到宝宝，冷落了产妇而感到失落等。此时，家人的陪伴和理解尤为重要。

53. 产后抑郁症怎么办？

产后抑郁症，顾名思义，就是发生在产后这个特殊时期的抑郁障碍，多数在产后 2 周发病，产后 4～6 周症状明显，也可能发生在产后一年的任何时间内，病程可持续 3～6 个月。主要表现为情绪低落、兴趣和愉悦感丧失、劳累感增加和活动减少，非常多的人伴随焦虑、注意力不集中、记忆力减退、自卑、自责、无价值感、想自杀或出现自杀的行为(图5-11)。产妇可能会说："我不是一个好妈妈。""我没有用。""我带不好宝宝。""暗无天日，活着没有意思。"甚至可能会出现不想看见孩子、害怕带孩子、甚至伤害孩子等情况。有不少的产妇会存在入睡困难、早醒、不想起床、身体疼痛、心悸气促、胸闷、腹胀等全身诸多症状。而且她们的睡眠障碍和身体疲乏不会因为减轻带孩子的负担而消失。产妇如果发生产后抑郁或有产后抑郁的倾向，该如何应对？产妇应保证足够的睡眠，合理安排饮食，保证营养摄入。多进行母乳喂养，多与宝宝交流、多接触，并多参与照顾宝宝，培养自信心。白天可从事多次短暂的轻体力活动；可向家属宣泄和抒发自身的感受。同时，家属应给予产妇情感支持、物质支持等，表达更多的关心和爱护，减少或避免不良的精神刺激和压力。同时，家属应防止意外发生，做好安全防护。自杀、自伤等意外事件多在此期间发生，应特别注意。若病情加重，应及时寻求专业医护人员的帮助，不要回避，坦然接受现实，接受心理治疗和行为干预。

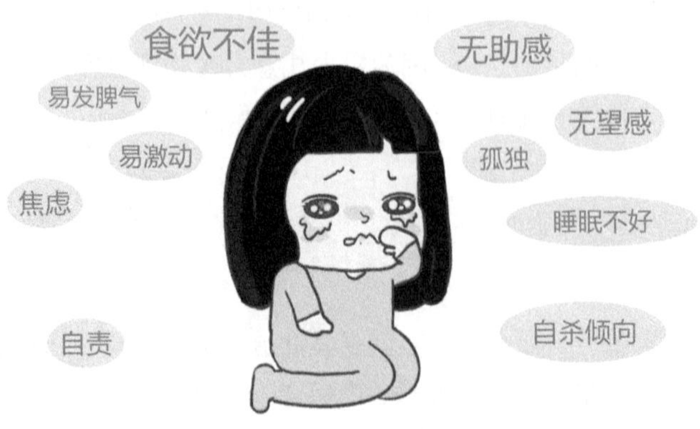

图5-11　产后抑郁

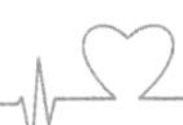

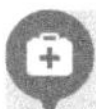

54. 产褥期产妇心理应如何调适?

产后妈妈在产褥期的心理调适主要表现为两方面：确立妈妈与宝宝的关系和承担母亲角色的责任。根据美国心理学家鲁宾研究结果，产褥期产后妈妈的心理调适过程一般经历 3 个时期。

(1)依赖期：产后前 3 日。表现为产妇的很多需要是通过别人来满足的，如对孩子的关心、喂奶、沐浴等，同时产妇喜欢用语言表达对孩子的关心，较多地谈论自己妊娠和分娩的感受。较好的妊娠和分娩经历、满意的产后休息、丰富的营养、较早较多地与孩子间的目视，以及身体接触将有助于产妇较快地进入第 2 个时期。在依赖期，丈夫及家人的关心帮助，医务人员的悉心指导极为重要。

(2)依赖—独立期：产后 3～14 日。产妇表现出较为独立的行为，开始注意周围的人际关系，主动参与活动，学习和练习护理孩子。但这一时期容易产生压抑心理，可能是由于分娩后产妇感情脆弱、太多的母亲责任、宝宝的诞生而产生的爱的被剥夺感、痛苦的妊娠和分娩过程、糖皮质激素和甲状腺素处于低水平等因素。严重者表现为哭泣，对周围漠不关心，拒绝哺乳和护理宝宝等。此时，家属应加倍地关心产妇，提供宝宝喂养和护理知识，耐心指导并帮助哺乳和护理宝宝，鼓励产妇表达自己的心情并与其他产妇交流，能提高产妇的自信心和自尊感，促进产妇接纳孩子、接纳自己，缓解抑郁状态，平稳地度过这一时期。

(3)独立期：产后 2 周至 1 个月。此时，新家庭形成，产妇、家人和宝宝已成为一个完整的系统，形成新的生活形态。夫妇两人共同分享欢乐和承担责任，开始逐渐恢复分娩前的家庭生活。

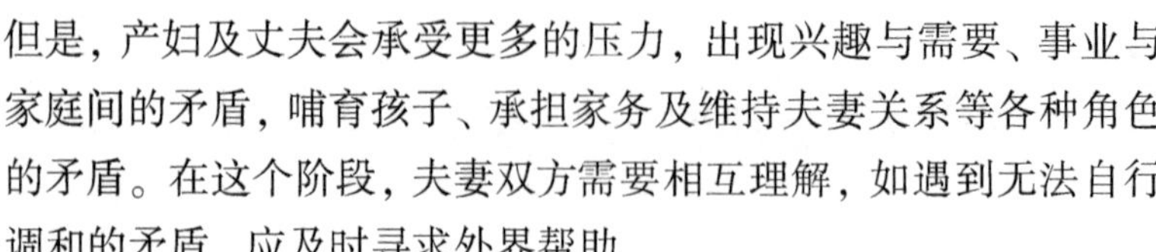

但是，产妇及丈夫会承受更多的压力，出现兴趣与需要、事业与家庭间的矛盾，哺育孩子、承担家务及维持夫妻关系等各种角色的矛盾。在这个阶段，夫妻双方需要相互理解，如遇到无法自行调和的矛盾，应及时寻求外界帮助。

55. 产后要继续补钙和铁吗?

怀孕期间孕妈妈要补充各种矿物质和维生素，在产后一样需要补充钙、铁等元素。孕妈妈在经历生产之后，体虚容易贫血，需要补充铁元素，以免造成母体营养缺乏。产后妈妈雌激素水平降低，泌乳素水平升高。骨骼更新钙的能力较差，如果不补充足够的钙，会引发背痛、腿抽筋、牙齿松动、骨质疏松等问题。建议产后的妈妈要注意补充钙物质，另外，产后一般都会进行母乳喂养，宝宝对钙的需求可以从母乳中获取，使得母体更加缺少钙，如果母体钙不足，那宝宝也会出现钙量不足的情况。

56. 产褥期要怎么吃?

(1)饮食要均衡合理搭配(图5-12)：产后妈妈宜吃营养丰富、易消化的食物。产后妈妈要比平时多吃一些蛋白质，尤其是优质动物蛋白质，如鸡、鱼、瘦肉、牛奶、豆类等，但高蛋白的食物也不宜过量，不然会加重肝肾负担，还易造成肥胖，反而对身体不利；其他食物需要适当补充，如奶类及其奶制品，还有豆类等富含钙的食物，可预防母体腿脚抽筋、骨质疏松；婴儿佝偻病等；动物血或肝、瘦肉、鱼类、油菜、菠菜及豆类等富含铁的食物，可防止产后贫血；新鲜的蔬菜、水果可补充丰富的维生素、矿物质、膳食纤维；饮食中尽量少添加油、盐、糖等调味料。

（2）少食多餐，饮食不宜过量：产后胃肠功能减弱，蠕动减慢，如果一次进食过多、过饱，就会增加产后妈妈的胃肠负担，不利于食物消化吸收，所以最好是少食多餐，每日餐次以5~6次为宜，以保证充足的营养。不过，产后妈妈的饮食不宜过量，因为产后过量的饮食除了让产后妈妈在孕期体重增加的基础上导致进一步肥胖外，对于产后的恢复并无益处。

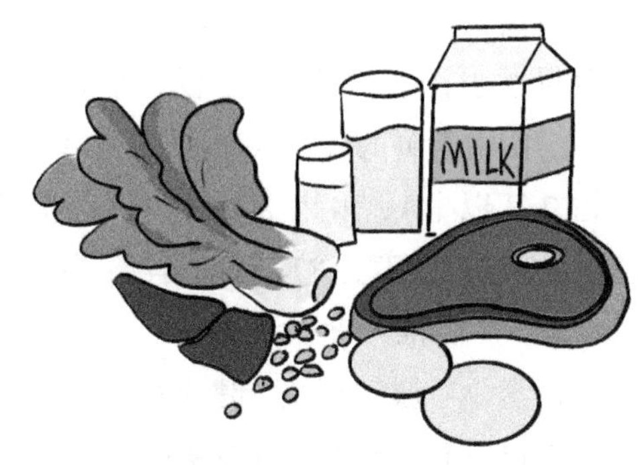

图 5-12　均衡饮食

（3）多补充水分：产后妈妈出汗较多，体表的水分蒸发也大于平时，同时产后妈妈给宝宝哺乳，要分泌大量的乳汁，需要多补充水分。因此，产后妈妈饮食中的可以多一点水分，比如多喝汤、粥、牛奶等。此外，多饮水还可以加强排毒，加速新陈代谢，帮助身体更快地恢复。

57. 产后如何吃出健康和好身材?

产后妈妈们想吃出健康和好身材，可以参照以下饮食原则和推荐清单。

（1）产后饮食原则：①产后一周内饮食宜以清淡为主，忌大补，否则容易堵奶，甚至引起急性乳腺炎；②剖宫产后需要通气排便，忌食用牛奶、豆浆、豆类等易胀气之品，适当食用膳食纤

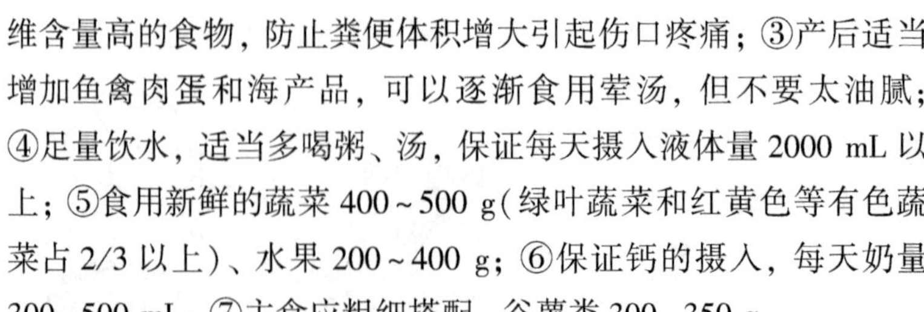

维含量高的食物，防止粪便体积增大引起伤口疼痛；③产后适当增加鱼禽肉蛋和海产品，可以逐渐食用荤汤，但不要太油腻；④足量饮水，适当多喝粥、汤，保证每天摄入液体量 2000 mL 以上；⑤食用新鲜的蔬菜 400～500 g（绿叶蔬菜和红黄色等有色蔬菜占 2/3 以上）、水果 200～400 g；⑥保证钙的摄入，每天奶量 300～500 mL；⑦主食应粗细搭配，谷薯类 300～350 g。

（2）产后推荐食物清单。

白萝卜：通气化痰、健胃止血；花生：补虚、补血、健脾胃；芝麻：破积血、缓解产后便秘；薏苡仁：健脾、祛湿、排脓；鸡蛋：减轻产后抑郁情绪；乌鸡：补气养血、滋阴补肾；猪蹄：猪蹄汤是催乳佳品；猪肝：贫血妈妈首选；虾：补钙通乳、增强食欲；鲫鱼：补虚通乳；黄鳝：补气养血、温阳健脾、祛风通络；鲤鱼：下奶排恶露；牛羊肉：补虚温肾、强筋骨；牛奶：保持母乳钙含量；红枣：补气血、安心神；红薯：通便塑身；银耳：淡斑、瘦身；山药：助消化、增食欲；核桃：缓解产后疲劳、防止脱发；莲藕：润燥养阴、行血化瘀、清热生乳；板栗：缓解产后腰痛、四肢疼痛；木瓜：催乳、减肥；黄芪：补气固表、止汗退肿；枸杞：明目养肝、增强免疫力。

58. 产后应多吃哪些水果？

水果营养丰富，味道鲜美，男女老幼，人人爱吃。但传统习俗认为，水果是生冷的食物，产妇怕着凉，吃生冷的水果对身体没有好处。实践证明，产妇适当吃些水果，不仅能增加营养，帮助消化，补充人体所需的维生素和矿物质，而且水果还有一些特殊的医疗作用，对产妇的身体健康很有帮助。那么，产妇应吃哪

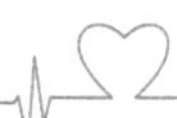

些水果呢？

(1)香蕉：香蕉中含有大量的纤维素和铁质，有通便、补血的作用。

(2)橘子：橘子中含有丰富的维生素C和钙质，其中维生素C能够增强血管壁的弹性和韧性，防止出血。产妇生宝宝后子宫内膜有较大的创面，出血较多。如果多吃些橘子，便可防止产后继续出血。此外，钙是构成宝宝骨骼牙齿的重要成分，产妇适当吃些橘子，能够通过乳汁为宝宝提供钙质，这样不仅能够促进宝宝牙齿、骨骼的生长，而且能预防佝偻病的发生。

(3)山楂：山楂中含有丰富的维生素、矿物质、山楂酸和柠檬酸，它对产妇有营养、能生津止渴、散淤活血。产妇生宝宝后过度劳累，往往食欲不振、口干舌燥、饭量减少，如果适当吃些山楂，既能够增进食欲、帮助消化、加大饭量，又有利于身体恢复和哺育宝宝，还可以通过山楂的活血化瘀的作用，排出子宫腔内的淤血。

(4)大枣：大枣中含丰富的维生素C，还含有大量的葡萄糖和蛋白质。具有补脾健胃、益气生津、调整血脉和解百毒的作用，尤其适合产后脾胃虚弱、气血不足的人食用。其味道香甜，吃法多种多样，既可口嚼生吃，也可熬粥、蒸饭熟吃。

59. 月子餐能不能放盐?

产妇在坐月子的时候，日常的饮食非常重要，如果可以合理、科学地搭配饮食，就能让产妇尽快地恢复。很多平日口味较重的妈妈在坐月子的时候，有个普遍担心的问题就是，月子餐可以放盐吗？

月子期间，月子餐是可以放盐的。盐中含钠，这是人体必需的物质，人体缺钠的话，便会导致低血压，并且会出现头昏眼花、恶心、乏力，以及无食欲等症状。所以，坐月子的时候，菜里要放盐。不放盐的话，会影响到产妇食欲，这不利于营养的摄入，会影响到产妇泌乳。而且产妇钠的摄入量不足，还会影响到体内的电解质平衡，对健康是一种损害。

虽然月子餐里需要放盐，但是却不能多放。如果产妇盐摄入量过多，便会增加肾脏的负担，不利于肾脏健康，且容易引起血压升高，所以产妇应该适量地摄入盐。成年人每天都应该摄入 4.5~9 g 盐，这个摄入量不会给人体造成危害。产妇可以按照最低标准摄入盐，也就是每天吃 4.5 g 盐。推荐使用专用盐勺并长期坚持，慢慢地口味就变淡了。

60. 产后月子期间吃水果要煮熟吗?

老一辈总是提醒产妇产后水果要煮热了再吃，真的是这样吗？其实这是一个误区，煮熟的水果会造成维生素的大量损失，水果的营养价值会大打折扣。只要产妇胃肠功能是正常的，常温水果是可以直接吃的，不需要加热，如果是从冰箱拿出来的水果，建议放到常温以后再吃。如果产妇胃肠功能比较弱，可以从少量的水果开始尝试，逐渐增加食用的量，吃的时候一定要注意卫生。

以上为您解答了常见的待产、分娩、新生儿护理、母乳喂养、产后保健等 300 个问题，相信能为您提供一些指导和帮助。最后祝福您顺利分娩，母婴健康平安，宝宝茁壮成长！

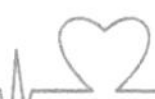

参考文献

[1]安力彬，陆虹. 妇产科护理学[M]. 7 版. 北京：人民卫生出版社，2022.

[2]谢幸，孔北华，段涛. 妇产科学[M]. 9 版. 北京：人民卫生出版社，2018.

[3]崔焱，张玉侠. 儿科护理学[M]. 7 版. 北京：人民卫生出版社，2021.

[4]冯琪. 母乳喂养指导手册[M]. 北京：人民卫生出版社，2022.

[5]陈舒. 从出生到离乳：母乳喂养全程指南[M]. 北京：人民卫生出版社，2020.

[6]杨杰，陈超. 新生婴儿保健百科[M]. 北京：人民卫生出版社，2022.

[7]傅宏娜. 新生儿婴儿喂养护理百科[M]. 2 版. 南京：江苏凤凰科学技术出版社，2022.

[8]陈宝英，刘宏，王书荃，等. 新生儿婴儿护理养育指南[M]. 2 版. 北京：中国妇女出版社，2021.

[9]时亚平，林振浪，贾玉双. 早产儿家庭护理全攻略[M]. 武汉：华中科技大学出版社，2009.

[10]王惠珊，曹彬. 母乳喂养培训教程[M]. 北京：北京大学医学出版社，2014.

[11]纪向虹. 产后恢复[M]. 青岛：青岛出版社，2018.

[12]惠宁，焦婷婷. 产后康复保健 240 问[M]. 北京：金盾出版社，2013.

[13]王玉萍. 产科医生教你轻松坐月子[M]. 北京：中国妇女出版社，2017.

[14]（美）托马斯 · W. 黑尔，（美）希拉里 · E. 罗. 药物与母乳喂养[M]. 17 版. 辛华雯，杨勇，译. 上海：上海世界图书出版公司，2019.

[15]中华人民共和国国家卫生健康委员会. 7 岁以下儿童生长标准：WS/

T 423-2022[S/OL].[2022-09-19]. http://www.nhc.gov.cn/fzs/s7848/202211/8b94606198e8457dafb3f8355135f1a3.shtml.

[16]张巍，侯新琳. 新生儿黄疸管理流程共识[J]. 中国优生与遗传杂志，2021，29(03)：297-299.

[17]胡登辉，裴开颜. 产后避孕服务时机及其效果研究进展[J]. 生殖医学杂志，2022，31(11)：1612-1616.

[18]滕莉荣，邱琳，欧婕，等. 产后避孕时机的把握[J]. 中国计划生育和妇产科，2019，11(1)：7-10.

[19]程利南，狄文，丁岩，等. 女性避孕方法临床应用的中国专家共识[J]. 上海医学，2018，41(11)：641-655.

[20]吴尚纯，楚光华. 产后避孕的国内外指南[J]. 中国计划生育和妇产科，2012，4(6)：11-15.

[21]杨丽，孙梦云，黄星，等. 孕早、中、晚期及产后睡眠质量自然转归及影响因素分析[J]. 中国妇幼健康研究，2021，32(8)：1107-1111.

[22]潘育敏，潘丽霞. 中药足浴干预在产妇产后康复中的应用效果[J]. 中国妇幼保健，2020，35(10)：1820-1822.

[23]章贵莲，钟素琴，黄贤梅，等. 中药足浴配合足底按摩对产后康复的影响[J]. 国际中医中药杂志，2013，35(8)：732-733.

[24]贺晶，陈璐. 分娩时体位选择[J]. 中国实用妇科与产科杂志，2015，31(2)：112-116.

[25]何文睿. 药物镇痛分娩法的研究进展[J]. 甘肃科技，2019，35(17)：169-171.

[26]中华人民共和国国家卫生健康委员会. 新型冠状病毒感染诊疗方案(试行第十版)[EB/OL].(2023-01-05). http://www.nhc.gov.cn/xcs/zhengcwj/202301/bdc1ff75feb94934ae1dade176d30936.shtml